Documents du CE Ψ a

Collection dirigée par Claude-Yves Baum,
Baudouin Decharneux et Willy Szafran

Adresser les commandes à votre libraire ou directement à :

E.M.E. (Éditions Modulaires Européennes) & InterCommunications s.p.r.l.
40, rue de Hanret
BE - 5380 Fernelmont

Tél. : 00[32]81.83 42 63 et 00[32]473.93 46 57
Fax : 00[32]81.83 52 63
Courriel : edition@intercommunications.be
Site : www.intercommunications.be

Christian FIERENS

Lectures de Freud

Etudes sur l'hystérie, L'homme aux rats

E.M.E.

ETUDES SUR L'HYSTERIE

On ne peut parler de psychanalyse que si on s'y aventure soi-même. Ce n'est pas seulement une histoire personnelle mais aussi culturelle. Nous allons rentrer dans l'expérience pour suivre le chemin de la pensée de Freud dans sa découverte en le suivant à la trace dans ses écrits. Nous nous proposons de rentrer dans sa pensée et dans son écriture par une lecture courante en suivant le mouvement tout en approfondissant les choses. Ce parcours dynamique est structuré en trois ans ; chaque année, toute l'œuvre de Freud sera parcourue jusque au-delà de 1920.

Le *Vocabulaire de la Psychanalyse* de Laplanche et Pontalis est une aide pour la compréhension des concepts. A défaut de lire en allemand, les œuvres complètes sous la direction de Laplanche sont conseillées. Chaque année nous allons voir 1) un texte fondateur, 2) des textes cliniques, 3) des textes plus théoriques.

Textes fondateurs

Les textes fondateurs mettent en place le système de la psychanalyse : la sexualité et les formations de l'inconscient :

Etudes sur l'hystérie 1895

Nous commençons par les Etudes sur l'hystérie qui vont déterminer l'ensemble des mécanismes en jeux dans les grands écrits freudiens de 1900 à 1905.

Freud utilise des découvertes relatives aux hystériques dans la *Traumdeutung* (Interprétation des rêves) et essaie de voir quels sont les mécanismes psychiques en jeu.

L'entrée dans la psychanalyse se fit par l'analyse personnelle par Freud de ses rêves.

Interprétation des rêves 1900

Psychopathologie de la vie quotidienne 1901

Les mots d'esprit et ses rapports avec l'inconscient 1905

Psychopathologie (on est dans la pathologie) *de la vie quotidienne* (tout le monde est concerné)

Ces trois textes (étudient) les mécanismes des formations de l'inconscient.

Trois essais sur la théorie de la sexualité 1905

Les *Trois essais* sont aussi annoncés dans les Etudes sur l'hystérie puisque l'hystérie dépend de la sexualité (et plus précisément de la théorie de la sexualité présente à l'état naissant dans les Etudes sur l'hystérie).

Textes cliniques

Cinq psychanalyses

Dora, qui est une hystérique 1905

Le petit Hans, histoire d'une phobie infantile, traitée par le père 1909

L'homme aux rats, un obsessionnel 1909

Schreber, l'analyse des mémoires écrites par le président Schreber, un psychotique 1911

L'homme aux loups 1914 à 1918

Ecrits techniques

TEXTES THEORIQUES

Ces textes ont aussi une application pratique directe qui nous intéresse pour rentrer dans l'expérience de la psychanalyse. Sur l'aspect plus anthropologique : *Un souvenir d'enfance de Léonard de Vinci 1910* et *Totem et Tabou 1913*

Sur la théorie proprement dite de la psychanalyse et son fonctionnement clinique, quelques textes vont marquer un virage dans l'évolution de Freud : *Métapsychologie* qui est une doctrine des pulsions, de l'inconscient, du refoulement et une vue d'ensemble des névroses (ensemble de textes autour de *1915)* ; *Introduction au narcissisme* (*1914*). L'enfant construit sa vie sexuelle en « s'étayant », en s'appuyant sur la mère qui nourrit et le père qui protège, mais Freud rajoute une autre dimension en 1914 : il y a aussi une partie de la libido construite non pas sur un appui mais sur le moi propre (*narcissisme*) sur le sujet dégagé des images parentales (point de discordance d'avec Jung).

Au-delà du principe de plaisir 1920 : Introduction de la « *pulsion de mort* » ; ni le névrosé de guerre qui répète un trauma qui le fait souffrir, ni la recherche répétitive des conduites d'échec ne s'expliquent par la pure recherche d'un plaisir, par le principe de plaisir : au-delà du principe de plaisir, il y a la pulsion de mort et la jouissance qui lui est liée. D'où découlera la nouvelle topique moi, ça, surmoi.

ETUDES SUR L'HYSTERIE

1er Séminaire, le 1er octobre 2001

Les *commentaires préliminaires*, le seul article écrit par Freud en collaboration avec Breuer, concerne les mécanismes psychiques dans le phénomène hystérique (1892). Parmi les cas présentés, nous nous attarderons moins aux cas de Anna O. et Emmy qui sont exposés de façon médicale, ce qui rend la lecture ardue et souvent inutilement touffue. Dans les autres cas, nous voyons Freud commencer à débrouiller les récits de ses patientes, ce qui nous questionne sur notre expérience de la psychanalyse qui est en train de se créer. Après les considérations théoriques de Breuer sur lesquelles nous passerons rapidement, le dernier chapitre de Freud propose une thérapie de l'hystérie.

En 1885, Freud est chercheur en histologie et rencontre Breuer ; pour gagner de l'argent, il se met à la clinique ; il fait un stage chez Charcot psychiatre renommé à Paris, alors qu'à Vienne à cette époque, la psychiatrie était une partie de la médecine interne. Freud assiste à une présentation de grande hystérie ; l'apport de Charcot : l'hystérie est fréquente chez l'homme aussi et il est possible de provoquer une crise et de la résoudre, l'hystérie est donc une structure maîtrisable par la parole. Charcot[1] explique ces crises par le terme de double personnalité ; une personnalité serait consciente et une autre inconsciente. Cette deuxième personnalité est appelée seconde conscience ou condition seconde (en français dans le texte allemand) ; elle n'est prêtée qu'aux hystériques avec un sens péjoratif.

---

[1] Tandis que Charcot mettait ses malades en crises à l'appui de sa théorie, à l'école de Nancy, l'hypnose était déjà une thérapie.

Pour Freud, au contraire, cette structure n'est pas pathologique mais concerne chacun, n'est pas une condition seconde mais quelque chose de primordial qui structure toute personne normale : il y a un jeu de force identique dans la vie normale et dans l'hystérie ; il est important de tenir compte de ceci tant comme analyste que comme analysant. De retour à Vienne, Freud est mal reçu par ses confrères. Il commence alors une clinique personnelle.

Un premier cas de thérapie d'hystérique lui avait déjà été raconté par Breuer en 1882 (Anna O). Freud découvre, en écoutant, le caractère sexuel de ce qui va être dit par l'hystérique. Ce sexuel implique l'infantile, le prégénital (oral, anal) et la notion de souvenir : le sexuel s'établit en deux temps, dans la petite enfance et à la puberté ; c'est le côté de représentation qui est opérant : les théories que l'enfant se fait sur la sexualité.

Dans ses premiers textes, Freud parle de « psychonévroses », c'est-à-dire de « psychose » comme maladie psychique par opposition ou par déplacement par rapport à « névrose » comme maladie neurologique (des nerfs). L'hystérie, comme psychonévrose, fonctionne avec un système de représentations du corps qui ne correspond pas au système d'innervation (trajet des nerfs).

CHAPITRE I : LE MECANISME PSYCHIQUE DES PHENOMENES HYSTERIQUES

La communication préliminaire se subdivise en cinq paragraphes :

Rapport de l'hystérie avec le traumatisme

Un traumatisme est ce qui provoque un affect désagréable, pénible en même temps qu'une frayeur. La frayeur (ou la terreur) est à rapprocher de la peur, à ceci près que dans la peur le sujet est préparé, alors que dans le cas de la frayeur ou de la terreur, le sujet n'est pas armé pour se défendre, il est démuni, il n'a pas les moyens de parer ou de préparer le danger.

Dans l'hystérie, l'agent provocateur n'est pas le trauma, c'est le *souvenir* du trauma qui constitue l'élément étranger dont le psychisme se défend ; l'étiologie ne peut agir que par le souvenir ; la question du souvenir se pose dans toute affection mentale : on cherche des causes extérieures dans la réalité mais ce qui importe, c'est le souvenir de la réalité c'est-à-dire la manière dont la réalité a été inscrite, à quel moment, et l'histoire de cette écriture du souvenir : « *c'est de réminiscences surtout que souffre l'hystérique.* »

C'est ainsi que c'est aussi à partir du souvenir qu'un travail thérapeutique est possible : « *Il faut que le processus psychique originel se répète avec autant d'intensité que possible, qu'il soit remis in statum nascendi, puis verbalement traduit* », il faut faire travailler ce souvenir avec l'intensité d'affect présent dès ce début.

Comment un souvenir peut-il avoir un effet aussi intense ?

Le souvenir est une représentation ; le trauma s'inscrit comme souvenir, comme représentation (souvenir refoulé) ; reste l'affect dont l'intensité se traduit dans l'intensité de la douleur. Freud veut refaire le lien entre l'affect et le trauma pour que ça puisse se liquider tout seul. Le souvenir habituellement s'efface : par abréaction et par un travail d'association avec d'autres pensées, il rentre dans une histoire et finit par tomber dans l'oubli.

L'abréaction, c'est décharger l'intensité des affects, riposter, fondre en larmes, se mettre en colère, vouloir se venger, etc.. Faute d'abréaction, il y a une mortification (où on retrouve le terme *Krank*,

« maladie »). Or les souvenirs de l'hystérique restent vivaces parce que l'abréaction n'a pas eu lieu soit parce que le traumatisme n'est pas effaçable et donc continue à s'inscrire (perte de l'être aimé, séduction par le père..) soit que l'association avec d'autres pensées n'a pas été possible parce que le sujet trop effrayé était incapable de réagir ; il isole et refoule ce souvenir (le refoulé reste éternel).

La dissociation

Si la difficulté n'est pas abréagie ni associée, le souvenir reste vivace et se met dans en un autre lieu, une mémoire spéciale qui n'est accessible que par hypnose ; le conscient est dissocié et apparaît un état de conscience anormal appelé état hypnoïde ; les représentations rangées en ce lieu ne sont plus accessibles au conscient. Mais des souvenirs impliquant une abréaction impossible parce que le sujet n'était pas préparé à encaisser le traumatisme peuvent arriver à tout le monde; et l'hystérique est à la fois malade et sain ; c'est ce que Freud dira pour toutes les personnes qu'il rencontrera : cette fêlure dans le mécanisme psychique et la souffrance qui en résulte sont des mécanismes humains en général.

La psychonévrose relève de la représentation et du refoulement de la représentation ; le cas Schreber est aussi articulé à partir du *refoulement* tel qu'il est déjà exposé dans cette première théorie de l'hystérie (l'hystérique souffre de réminiscences), ce qui a été mal relu par Lacan.

Pascal N. : Pour Platon, tout commence avec la question de la mémoire, on ne peut pas se souvenir. L'hystérique pourrait dire : je ne peux pas me souvenir de ce dont je me souviens.

Philosophie et psychanalyse sont constituées à partir de la mémoire.

Intervenant : Y a-t-il des modalités de l'hystérie selon l'époque, la culture ?

Le mécanisme hystérique est indépendant des conditions socioculturelles (même si l'hystérie peut être une réaction à une communauté cloîtrée et présenter des caractéristiques symptomatiques propres à telle ou telle condition temporelle ou culturelle).

Du processus décrit par Charcot

Freud retient la phase 3, l'hallucination et l'attitude passionnelle parce qu'il y lit la reproduction hallucinatoire du *souvenir,* ce qui concerne tout le monde. Freud est subversif en disant que c'est la *représentation* qui est importante, alors qu'on est toujours tenté de mettre la faute sur quelque réalité. Ce mécanisme–là - où est mise en évidence la représentation (ou le souvenir) ou encore la dimension langagière de parole - est toujours valable pour toutes les souffrances qui conduisent à la cure psychanalytique.

Souvenir et mémoire

Il ne suffit pas de ramener le souvenir à la mémoire, de le raconter avec l'affect, le transfert est nécessaire pour que le souvenir puisse se liquider — ceci va mener Freud beaucoup plus loin dans l'étude du transfert comme mécanisme à la fois de résistance et de progrès dans l'analyse.

CHAPITRE II : HISTOIRES DE MALADES

ANNA O.

Freud dit tantôt que c'est Breuer qui a inventé la psychanalyse puisque c'est lui qui a traité Anna O en 1880-81, tantôt que c'est lui-même qui l'a inventée puisque c'est à lui qu'on en adresse la critique. Or le point le plus important de la cure a été omis par Breuer. Dans son livre sur « *La guérison par l'esprit* », Stefan Zweig relate que Anna O. aurait parlé sous hypnose à Breuer de sentiments « illicites » réprimés au chevet de son père ; c'est une erreur : autrement Breuer aurait été plus clair et Freud n'aurait pas été surpris de découvrir la dimension sexuelle ; de plus, l'hypnose permettait sans doute de faire l'impasse sur la sexualité tout en en jouant.

A la place de cet aveu de sentiments illicites, Freud se souvient bien que Breuer lui a parlé de « crampes abdominales » de Anna O. qui lui aurait dit alors : « c'est l'enfant que j'ai du Dr Breuer qui arrive ». Epouvanté, Breuer s'enfuit « abandonnant sa patiente à un collègue », « comme tout médecin non psychanalyste le ferait ». Breuer s'empresse de faire un enfant à sa femme : une petite... Dora.

Revenons au texte de Breuer (qui ne mentionne pas le point le plus important). Le père malade est soigné par sa femme et sa fille, Bertha Pappenheim. Un soir, seule, veillant son père, elle voit surgir un serpent noir du mur et ses doigts se transformer en serpent ; effrayée, elle veut prier mais ne retrouve qu'une comptine enfantine en anglais ; cette décompensation est interrompue par le sifflet du train qui amène le chirurgien qui va prendre en charge son père (donc, qui la sortira du conflit) ; mais les « absences » (hallucinations négatives) de Anna O. la forcent à abandonner son rôle d'infirmière ; des quintes de toux (symptôme lié à la maladie de son père) sont provoquées par la musique de danse de la maison voisine où elle a envie d'aller s'amuser plutôt que de rester à soigner son père.

Avec Breuer, elle pratique ce qu'elle appelle une *chimney sweeping* (ou il s'agit de vider son sac) ou *talking cure* (ou une cure par la parole). Après quelque temps, le père meurt : le fait que tous les symptômes s'accentuent constitue un appui à la thèse de Freud que ce sont les réminiscences qui sont en jeu : le souvenir ne diminue pas avec la mort du père.

Lors de sa maladie, Anna O. ne reconnaît plus personne excepté Breuer, effet du transfert. Afin de se dédouaner, Breuer va engager un superviseur, mais il ne supporte pas le transfert qu'Anna fait sur lui et doit s'éloigner. Puis il revient et reprend la *talking cure* : elle dit ses soucis par ordre chronologique. Elle veut être guérie avant la date anniversaire de la fuite de Breuer ; elle reprend la même chose le deuxième année, un deuxième circuit.

Qu'est-ce que Freud va pouvoir tirer de cette histoire ? Mettre en évidence la *sexualité* avec les souvenirs entendus d'autres médecins (secrets d'alcôve, chose génitale…) Freud va reprendre ces dires matériels par le souvenir c'est-à-dire par une sexualité en deux temps comme l'histoire de Anna O. : infantile puis âge adulte. La chanson enfantine anglaise remémorée par Anna devait sans doute être une évocation sexuelle.

Découvrir quelque chose de valable pour tout le monde pas seulement pour des « malades». Le symptôme hystérique relie un événement actuel à une histoire sexuelle infantile qui est investie.

Dans la *Traumdeutung*, Freud analyse ses rêves et pose comme thèse que tout rêve est un accomplissement de désir, pour autant qu'il soit passé dans le langage et avec la condition supplémentaire que le désir est (ou peut être) refoulé et que l'accomplissement est éventuellement déguisé.

Pour qu'il y ait rêve, il faut que quelque chose mette en route ce mécanisme : c'est l'inconscient ; quand il y a une dissociation entre deux états, conscient et inconscient, c'est le côté inconscient qui va déterminer les « transformations anormales », les processus primaires : condensation de pensées, déplacement de pensées, présentification de quelque chose de central, de nodal pour le sujet (et qui peut être cause d'émotions, d'affects) ; on peut parler de désir s'il y a lien à un souvenir dont le sujet ne se souvient pas.

Freud va appliquer à lui-même la méthode qu'il employait avec ses malades : il commence à interpréter ses propres rêves en fonction de ces déformations ; à partir de la sexualité, il va déduire le transfert ; Freud lui-même sera happé par le transfert qu'il fera sur Fliess.

Pascal N. : il y a une image rhétorique « *husteron prôteron* » quelque chose d'éloigné devient plus en avant que l'autre (par comparaison). L'exclusion interne, intérieur - extérieur appartient au Symbolique.

Dans la *communication préliminaire* : quelque chose de décisif et de soufflant nous donne le fil de ce qui va se dérouler ensuite. Le lien à Fliess se manifeste après la mort du père de Freud ; dans la correspondance avec Fliess, on constate que c'est par rapport à un Autre que se fait cet échange de pensées vif et affectif , que le transfert est très important, pas reconnu par Freud mais montré ; Freud s'apercevra que si d'une part Fliess stimulait son auto-analyse, d'une autre, il le restreignait et un jour en 1900, ce fut la rupture.

2ème Séminaire ; le 8 octobre 2001

EMMY

Freud aborde ce cas comme médecin, le psychanalyste d'aujourd'hui s'y trouve confronté à une multitude de questions et réponses qui relève plus de la problématique médicale de l'époque que de la psychanalyse. Emmy est une châtelaine du bord de la Baltique intellectuelle et cultivée ; treizième d'une famille de quatorze enfants. Les enfants d'un premier lit sont tous paranoïaques.

Emmy relate différents souvenirs terrifiants qui semblent restés très présents ; la mère d'Emmy a été soignée en asile ; à 15 ans, Emmy l'a découverte lors d'une crise, c'est encore elle qui la découvre morte à

19 ans. A 20 ans, elle a des hallucinations : quelqu'un couché dans un lit se relève. A 23 ans, elle épouse un homme d'affaire plus âgé qu'elle ; à 24 elle a une première fille prénommée Emmy comme elle et à 26 ans une autre fille ; très vite après cette naissance, son mari meurt d'une crise cardiaque ; elle fait porter la responsabilité de cette mort sur la naissance de sa seconde fille dont elle a dû s'occuper au lieu de soigner son mari et qu'elle déteste pour cette raison. Elle doit affronter la famille de son mari qui l'accuse d'avoir empoisonné son mari, allant jusqu'à faire campagne dans les journaux. Elle attribue à ces événements l'origine de ses maux qui sont atypiques : dépression, asthénie, phobies d'animaux, troubles alimentaires etc.

Après de nombreux traitements, elle vient à Vienne accompagnée de sa maisonnée suivre un traitement chez un médecin (Breuer ?) qui l'envoie chez Freud ; elle est facilement hypnotisable et Freud va pouvoir appliquer sa méthode qu'il vient de mettre au point. On est encore loin de la psychanalyse classique mais on va voir comment Freud va inventer la psychanalyse à partir de ce cas-ci. Emmy est hospitalisée, elle a des bains chauds, des massages effectués par Freud et deux séances d'hypnose par jour (avec effets).

Freud cherche le souvenir : *l'hystérique souffre du manque d'élaboration du traumatisme dans les représentations*. Il veut faire resurgir le traumatisme avec le côté affectif que ces souvenirs peuvent avoir ; il essaie d'effacer l'image du souvenir traumatique, en donnant des ordres « généraux » sous hypnose pour être quitte de la phobie de *tous* les animaux mais il échoue : le symptôme ne peut pas être pris dans sa généralité, il ne correspond pas à une logique classificatoire mais à une logique ponctuelle, à partir de petits détails.

Il s'essaie à des techniques suggestives (donner des trucs pour que ça aille mieux du côté de l'hygiène de vie) mais ces techniques suggestives relèvent des préjugés de l'analyste. Au décours de ces séances d'hypnose, un jour Emmy dit : « Laissez-moi raconter ce que j'ai à dire ! » elle parle alors de la mort de son mari et de la culpabilité qui retombe sur sa fille cadette. Quelque chose de central se met en place pour Freud : l'analysant a toujours raison c'est-à-dire que si quelque affect se passe pour lui, c'est toujours avec raison. Mais il ne sait le plus souvent pas la vraie raison de cet affect : il l'associe aussi faussement, l'affect est connecté à des représentations substitutives : il y a des « fausses connexions » ; quand il y a une discordance entre l'affect et la représentation, la grandeur du reproche et la circonstance qui occasionne ce reproche, l'affect est toujours justifié (mais déplacé sur une autre représentation par exemple, une tristesse énorme pour un petit oiseau mort sur la route.)

Il faut donner sa pleine valeur à l'affect, ne pas atténuer la culpabilité mais savoir qu'elle est déplacée sur une autre représentation ; par exemple, Emmy souhaite que sa fille prenne l'ascenseur puis se plaint et s'angoisse sur le danger de l'ascenseur : cette angoisse d'une panne d'ascenseur remplace la peur de voir ses règles revenir et de ne plus bénéficier des massages de Freud. Le patient a raison quant à l'affect mais pas quant à l'explication qu'il en donne.

Après quelques semaines, Emmy va mieux pour la première fois depuis la mort de son mari soit 13 ans ; le traumatisme central soit la mort du mari est accepté comme tel par Freud (à notre époque, l'analyste chercherait plus loin). Plus tard, Emmy donne des nouvelles à Breuer et pas à Freud peut-être est-elle vexée parce que Freud aurait dit que la maladie de sa fille n'était pas inquiétante (aurait-elle dû l'être ?).

Revenue chez Freud pour une deuxième « tranche », une réticence à l'hypnose s'installe. On peut penser que l'hypnose qui tente de forcer les portes évite précisément le nœud du problème : ainsi Emmy (qui ne se laisse plus hypnotiser) peut rapporter comment elle a été surprise par un homme qui se cachait dans sa chambre (en fait c'était un amant de sa femme de chambre qui se cachait dans la chambre de cette dernière) ; il n'est pas difficile de reconnaître le désir sexuel d'Emmy derrière cette transposition. On note que :

- l'hypnose n'entraîne peut-être jamais un récit complet (auquel cas, elle serait toujours insuffisante) ;
- l'hypnose escamote la résistance qui comme on le verra est essentielle à l'hystérie.

Puisque l'hypnose n'est pas très fiable, il sera plus efficace de laisser l'analysant s'exprimer.

ANALYSE CRITIQUE

En 1889, Freud nous dit qu'il attribuait l'origine de l'hystérie à une cause purement psychique (note p. 50) ; en 1895, par contre, il considère que les tendances à l'angoisse sont « névrotiques » c'est-à-dire correspondent à l'appareil nerveux : c'est la continence sexuelle (chez cette femme qui a perdu son mari depuis 13 ans) qui vient troubler le système nerveux proprement dit ; la névrose d'angoisse est un problème somatique de nerfs. A cause de l'absence de décharge, l'énergie sexuelle se décharge dans l'angoisse. L'hystérie n'est pas purement psychique.

Pascal N. : on peut entendre psychonévrose comme suit : pour des raisons psychiques, le système nerveux est malmené ; la continence cause un symptôme de névrose d'angoisse et ce caractère est repris par le psychisme.

Freud ne semble pas considérer que la continence sexuelle d'Emmy a une origine psychique : c'est la facticité de la mort de son mari qui l'aurait provoquée. Dans l'appareil psychique de la *Traumdeutung* (dernier chapitre), on peut voir comment la décharge sexuelle ne peut pas s'accomplir dans le rêve puisque la motricité est bloquée, inhibée ; c'est le même mécanisme que dans la névrose d'angoisse. Et c'est par cette « névrose d'angoisse » provoquée par l'état de sommeil, que le rêve va développer tout le système psychique de la première topique qui n'est autre que le système psychique de l'hystérie et de la psychanalyse. Plus tard, dans les *Trois essais*, Freud parlera pour la première fois de la sublimation, autre destin de la pulsion.

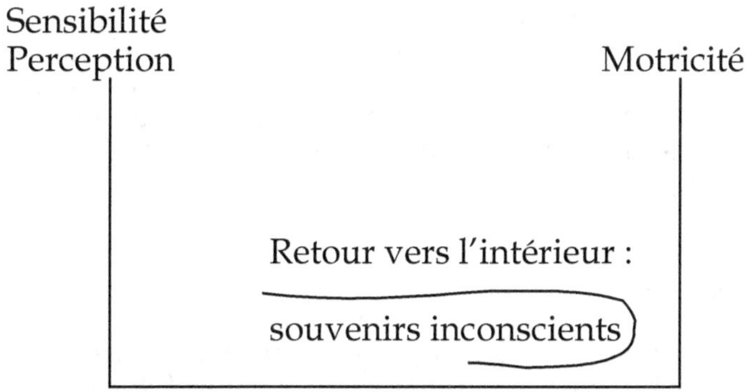

A cause de l'absence de décharge, l'énergie circule dans les souvenirs et y dessine un chemin visible dans les déplacements. Pour favoriser ce processus, Freud va imposer aux analysants la règle d'abstinence pour faire fonctionner l'appareil psychique. La névrose d'angoisse est une névrose actuelle de même que la neurasthénie ; la cause de cette dernière serait un moteur à plat parce que trop de décharge dans la masturbation et la cause de la névrose d'angoisse serait l'absence de décharge.

A ces deux névroses actuelles s'opposent non pas la névrose traumatique mais les psychonévroses de transfert où les souvenirs remplacent le trauma et où les souvenirs se déplacent dans les fausses associations (par exemple l'ascenseur et le retour des règles pour Emmy) ; *falsche Verknupfungen* : idée de *nœud* entre les séries associatives ; ce terme de *falsche Verknupfungen* sera remplacé par déplacement.

Notion de vérité : « cette femme qui dans sa vie ordinaire évitait scrupuleusement tout mensonge, ne mentait jamais non plus en état d'hypnose » (p. 77). Il est évident que cette femme mentait notamment dans ses déplacements, ses fausses connexions (Emmy déplace l'histoire de l'amant de sa femme de chambre dans sa propre chambre). Qu'est-ce que la vérité pour Freud alors ? La vérité qui semblait d'abord trouver une garantie dans l'hypnose, se trouve maintenant dans les souvenirs et dans leur déplacement, à suivre les fausses connexions, on s'aperçoit que le désir sexuel d'Emmy se pointe et le critère de la vérité est dans la cohérence de l'histoire que ces souvenirs multiples tracent, y compris dans leurs déplacements.

LUCY

Etait gouvernante anglaise d'un directeur d'usine près de Vienne ; la mère de Lucy était amie avec l'épouse décédée de cet homme. Lucy vient s'occuper des enfants. Son symptôme est une perte d'odorat (hallucination négative) mais aussi une sensation subjective olfactive positive ; cette sensation olfactive « hallucinatoire » est pour Freud un retour de souvenir ; il s'agit de l'odeur d'un entremets brûlé ; c'est le souvenir d'un traumatisme ; pourquoi olfactif ? pour des raisons somatiques (une sensibilité nasale particulière de Lucy ?).

Comme l'hypnose ne fonctionne pas du tout chez Lucy, la technique sera différente : Freud appuie une main sur le front de la patiente allongée ; le souvenir est toujours présent, dit Freud et il n'en démordra pas ; il faut que les malades abandonnent leur sens critique et disent seulement ce qui leur passe par l'esprit ; c'est plus difficile que l'hypnose mais on va plus loin : ces souvenirs reviennent même quand on les croit oubliés.

Il y a deux mois, pour son anniversaire, Lucy avait reçu une lettre de sa mère arrivée deux jours avant la date, mais gardée par les enfants pour lui faire une surprise ; à ce moment un entremets a brûlé. Lucy pensait quitter son patron pour retourner chez sa mère ; elle était critiquée par les domestiques et son patron n'a pas pris sa défense. Elle n'était pourtant pas encore partie, parce que elle avait promis à la mère des enfants de la remplacer auprès d'eux et de s'occuper d'eux après sa mort ; il y a donc un conflit entre la promesse faite à la mère et le désir de quitter une situation domestique fort désagréable. Mais pourquoi ce conflit doit-il s'exprimer en symptômes hystériques ? Elle pourrait peser le pour et le contre et puis prendre la décision de partir ou de rester.

L'idée de Freud est : pour que l'hystérie apparaisse, il faut qu'il y ait refoulement : une histoire chassée de la conscience, une représentation « refoulée », *verdrängt*. Il faut un refoulement « voulu » ou intentionnel, dit Freud. Aussi il y va carrément : « vous êtes amoureuse de votre patron ! vous avez voulu prendre la place de la mère »- « oui » dit Lucy ; où est le refoulement ? - « pourquoi ne l'avez vous pas dit? » - « je ne voulais pas le savoir, je voulais le chasser de mon esprit… » Freud y reconnaît cet état singulier dans lequel le sujet sait quelque chose et en même temps ne le sait pas : c'est la position de l'hystérique, le sujet divisé : d'un côté il sait quelque chose et de l'autre, il ne le sait pas.

La confiscation de la lettre par les enfants ranime donc le conflit de Lucy : elle ne voulait pas savoir son amour pour le patron mais elle le savait quand même. Tout étant expliqué, Freud s'attend à une amélioration. Aucune. Freud se dit qu'il doit y avoir un autre souvenir *antérieur* à celui de l'entremets brûlé. Lucy parle alors d'une odeur de cigare que

Freud croit antérieure ; mais c'est plus récent. Un jour, le fumeur, le chef comptable a voulu embrasser les enfants mais son patron le lui a interdit violemment.

Freud insiste : « Il ne voulait jamais qu'on les embrasse » ; un autre souvenir revient alors : une dame venue en visite a embrassé les enfant sur la bouche ; leur père ne reproche rien à la dame ; mais après le départ de la dame, il sermonne ensuite Lucy, qui n'y est pour rien ; de cette scène injuste, Lucy en avait déduit que le patron avait plus d'intérêt pour la dame que pour elle : en comparaison à cette femme impressionnant le patron au point qu'il ne puisse pas lui dire ces reproches directement, elle avait alors compris qu'elle ne serait sûrement pas aimée du patron.

Par cet aveu, il y a une telle amélioration que Freud croit un instant - et nous le confie simplement et modestement - qu'il doit y avoir eu satisfaction de la pulsion chez Lucy : se serait-elle fiancée avec le patron ? Lucy détrompe Freud. Ce n'est pas la satisfaction de la pulsion qui apporte une amélioration, mais la seule levée du refoulement.

la dame embrassant les enfants	l'entremets brûlé les enfants et l'anniversaire de L.	le comptable et son cigare

ANALYSE CRITIQUE

Le refoulement suppose deux représentations contradictoires : amour de Lucy pour son patron et la déception qui s'ensuit. Le seconde représentation est repoussée dans l'inconscient et devient le point central nodal et de cristallisation : Lucy voudrait « supprimer une représentation (la scène de la déception) comme si elle ne s'était jamais produite, mais elle ne réussit qu'à l'isoler psychiquement »

(96 e) ; dans ce texte-ci, on découvre et on touche le *noyau* (*Kern*) du refoulement ; ce noyau, plus tard, dans la *Traumdeutung*, nous échappera totalement ; il s'agit ici de l'analyse d'un symptôme hystérique très limité.

On croirait aller de la surface vers le noyau par une régression temporelle, mais le mouvement est bien plutôt de se souvenir d'abord d'un événement plus récent (le comptable et le cigare) avant d'en venir à la scène de la dame et de ses baisers sur la bouche aux enfants. On voit se mettre en place l'association libre, le déplacement, la résistance. Conseil de Freud aux analystes : il ne faut pas céder : « ne pas céder » signifie ne pas laisser les gens s'arrêter dans poursuite de ce qu'ils ont à dire. Dans le cas d'Emmy, Freud insiste sur l'ascenseur et tombe sur une autre problématique ; de même pour l'entremets de Lucy, après la découverte du premier souvenir, les symptômes subsistent mais Freud tient bon, le souvenir est toujours là, on va le retrouver ; il ne dit pas restons en là, mais il insiste jusqu'à ce que le symptôme disparaisse. Lucy a retrouvé l'odorat et a perdu l'hallucination du brûlé. Essentielle et exemplaire est l'insistance de Freud à ne pas lâcher. Mais il ne faut pas insister de front, sinon la résistance s'intensifie

J.P. Beine : Le remplacement d'un symptôme par un autre ouvre le débat (toujours actuel) sur une thérapie qui ne vise qu'à la disparition du symptôme : ce qu'on risque, c'est d'en avoir un autre.

Et quand il dit page 96 « *le mécanisme qui provoque l'hystérie,* ce qui motive le refoulement, *correspond à une certaine pusillanimité morale, il aurait fallu une plus grande quantité de courage moral…* ». Il faut du courage mais c'est du côté de l'analyste : pour l'analysant, quelque chose dans sa vie a manqué, l'analyste lui ne peut pas manquer. Il ne peut pas manquer là où le sujet est divisé : d'une part, il sait, et d'autre part, il ne sait pas ; l'important n'est pas qu'on lui mette devant les yeux des événements et leurs causes mais que le sujet parle lui-même de ses souvenirs très précis et de ses émotions par exemple : Lucy a pu parler à Freud de cette dame avec qui elle a été en rivalité affective.

Pascal N. : Freud à ce moment est dans un processus un peu cathartique : il suffirait de dire quelque chose qui a été pénible…

Chez Lucy, il y a quelque chose d'autre que le côté cathartique, l'important n'est pas de découvrir la déception mais qu'il y a un chemin à parcourir, la *nécessité d'un trajet* qui passe par différentes figures. Pour Freud, pour trouver la vérité, il faut pouvoir refaire le circuit et reconstruire les liens entre tous les souvenirs depuis le traumatisme *(idée de la chaîne)*.

3ème Séminaire ; le 15 octobre 2001

KATHARINA

Lors d'une promenade en montagne pendant ses vacances, Freud rencontre une fille d'aubergiste, Katharina (18 ans) ; elle s'adresse à Freud parce qu'elle a vu dans le registre de l'auberge qu'il est médecin ; elle se plaint de quelque chose qui l'affecte, d'un affect, d'angoisse, de sensation d'étouffement. Freud va chercher quelle est la représentation précise qui accompagne cet affect d'angoisse : elle voit un visage horrible qui la regarde d'un air effrayant ; *schreklich* suppose une frayeur à laquelle le psychisme n'est pas préparé et n'a donc pas de défense pour y répondre.

Les troubles ont débuté il y a deux 2 ans, dans un autre refuge. Freud reconnaît qu'il s'agit d'une hystérie et se dit qu'une simple conversation aurait un bon résultat. Pour soutenir cette conversation, *« je devais deviner juste ; combien de fois n'avais-je pas vu l'angoisse, chez les jeunes filles être la conséquence de la terreur que suscite dans un cœur virginal la première révélation du monde de la sexualité.* » Il dit : « *Il y a deux ans, vous avez dû voir quelque chose qui vous a beaucoup gênée et que vous auriez préféré ne pas voir.* » Elle raconte la découverte de son « oncle », en fait, son père, au lit avec sa cousine (elle avait 16 ans). Cette scène l'a bouleversée et elle a ressenti une étouffement et une pression sur les yeux.

Freud essaie de savoir ce qui s'est passé dans la tête de Katharina au moment où elle a surpris la scène : elle était terrifiée, mais ignore pourquoi, puisqu'elle n'avait rien compris à ce qui se passait. Il lui demande « comment *elle a encaissé cet accès* » (p. 101 première ligne), *et* « *ce qu'elle a pensé, ce qui l'a aidé* » (ces deux morceaux de phrases sont purement et simplement omis dans la traduction française). Freud s'intéresse surtout à la *pensée* qui a surgi : cet effroi (par surprise) provoque un état hypnoïde et Freud veut connaître la pensée qu'elle a oubliée : l'inconscient *in statum nascendi*.

Dissociation : les représentations se jouent sur une autre scène : ce sont les réminiscences du traumatisme en tant que le traumatisme laisse des séquelles à un endroit qui n'est pas le conscient. Elle a aussi eu des crises de vomissements ; Freud ne s'arrête pas à l'équation vomissement = dégoût, dégoût de la sexualité, mais cherche à savoir de manière beaucoup plus précise ce qui l'a dégoûtée avec la conviction qu'elle sait de quoi il s'agit, et il ne cèdera pas (sur son désir d'analyste) sur le fait de pouvoir (lui faire) expliquer tout en détails.

En réponse à la question de Freud qui l'interroge sur le passé, elle parle d'une scène plus *récente*, des scènes entre son père et sa mère et leur séparation puis soudain, elle lâche le fil et retourne dans le passé à la surprise de Freud — l'analyste ne sait pas d'avance par où l'analysant va aller. Elle raconte deux souvenirs :

- quand elle avait 14 ans, son père était venu dans son lit pendant son sommeil et elle s'était fâchée parce qu'il l'empêchait de dormir ; peut-être avait-elle eu une sensation d'étouffement quand il la serrait.
- elle a surpris son père à la porte de Franziska.

Ces deux chaînes de réminiscences – l'une à propos d'elle-même et l'autre à propos de Franziska – se rejoignent dans la surprise de la scène révélatrice. Après deux jours d'*élaboration,* apparition de dégoût et de vomissements : le *temps pour comprendre* qu'il s'agit de la sexualité du père ; ce n'est pas tant la vue du couple qui la heurte que le souvenir de ses 14 ans qui prend une autre signification : une tentative de séduction sexuelle par son père. Voilà la cause de son dégoût.

Freud lui demande si, à 14 ans, elle a senti le membre de son père en érection ; elle ne répond pas, mais sourit d'un air gêné, confondu : en allemand, c'est le sens d'un accusé qui est confondu, démasqué, convaincu d'un crime, « *de quelqu'un qui doit concéder qu'on est parvenu au cœur d'une question sur laquelle il n'y a plus grand chose à dire.* » (103 e).

D'où vient l'hallucination répétée d'une tête effrayante ? A partir du moment où Katharina parle à sa mère, le symptôme du vomissement disparaît et elle identifie la tête comme celle de son père, furieux qu'elle l'ait dénoncé à sa mère. Lorsqu'elle rencontre Freud, il lui reste le symptôme d'étouffement : le symbole mnésique, la réminiscence de cette tête en colère qui n'est pas le traumatisme lui-même mais une nouvelle réminiscence qui a suivi la scène révélatrice ; on peut dire que l'hystérique souffre d'une série de réminiscences, qui suivent le traumatisme et s'y ajoutent. 104 e corriger la traduction : « *le symbole mnémonique est maintenu depuis cette époque plus récente* » (et non pas « date de cette époque »).

L'hallucination de la tête a persisté parce que Katharina n'a pas pu en parler avec sa mère (l'abréagir). Ce cas de Katharina est typique ; une « simple conversation » a suffi mais c'est une conversation avec affects, la jeune fille n'est pas trop compliquée et parle assez facilement de sexualité ; la psychanalyse n'existe pas encore et Freud essaie sa méthode, interprète et devine ; Katharina va le trouver en lui prêtant un savoir ; de son côté, Freud est sûr que la jeune fille a un savoir insu : le savoir est supposé des deux côtés. Tous les éléments concourent à la rapidité du déroulement de la « cure » par une conversation.

Le traumatisme est que Katharina comprend, grâce à la scène postérieure « Papa couche avec Franziska », le sens d'une scène antérieure « Papa m'empêchait de dormir » qui veut dire en fait « Papa voulait coucher avec moi ».

ANALYSE CRITIQUE

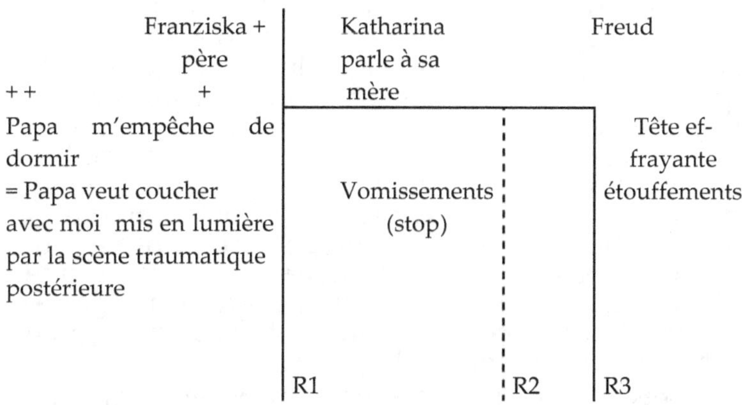

La scène (+) de la découverte permet de revenir au facteur traumatisant (++) ; chaque scène est traumatique : l'hystérique souffre de réminiscences au pluriel : comme les traumatismes sont nécessairement repris dans le système des réminiscences, dans l'inscription symbolique on peut dire que c'est nécessairement multiple.

	Odeur d'entremets brûlé	Odeur du cigare du comptable
+ +	+	x
Une dame embrasse les enfants sur la bouche et Lucy se fait réprimander.		

Pour Lucy, on va de l'entremets brûlé (+) au comptable qui fume le cigare ; donc on va vers une scène postérieure (x) avant de se rappeler le baiser sur la bouche donné par une dame et Lucy qui se fait réprimander à sa place (++).

Intervenant : Est-ce qu'on ne pourrait pas parler de répétitions sur une faiblesse et un sentiment d'impuissance devant des coups répétés..?

Ceci n'est pas le mécanisme de répétition ; le répétition est utilisée en psychanalyse dans le sens de répétition de conduite d'échec ; le mécanisme important ici est de se remémorer une scène traumatisante et puis d'aller vers une scène ultérieure qui permet de comprendre une scène antérieure ; le mécanisme de répétition est la répétition d'un symptôme d'échec qui est toujours la même chose et qui n'apporte pas une compréhension. Ici on a une structure qui permet de saisir le mécanisme de refoulement et la façon dont on peut décoder ce qui a été refoulé et le comprendre après-coup.

Le mécanisme de ce circuit est proprement le mécanisme de l'inconscient ; quand Lacan dit que l'inconscient est de l'ordre du *futur antérieur,* cela signifie que vous ne pouvez le comprendre qu'en partant vers un point futur pour autant que de ce futur vous retourniez vers le passé. En parlant à Freud à 18 ans, Katharina comprend que la scène découverte quand elle avait 16 ans lui a fait comprendre qu'à 14 ans elle aura été séduite par son père.

Lucy savait et ne voulait pas savoir alors que Katharina était encore ignorante. Mais cette dissociation produite par ignorance est-elle aussi différente que celle produite par rejet conscient ? et les adolescents sont-ils vraiment ignorants ? autrement dit, à 14 ans, Katharina n'avait-elle pas déjà une sexualité refoulée.

Ce schéma-ci permet de voir l'inconscient dans ce mouvement-là, permet de voir ce que sera la sexualité pour Freud : toujours traumatique et toujours après-coup. L'éclosion de la génitalité au moment de la puberté renvoie à quelque chose qui se jouait déjà au moment de la sexualité infantile : donc la sexualité est en deux étapes : prégénitale jusqu'à 4 - 5 ans (complexe d'Œdipe) et redécouverte — dans l'après-coup de la sexualité pubertaire — des excitations orales, anales etc.. qui prennent un sens sexuel. *Il y a un futur antérieur dans l'inconscient et pour la sexualité chez Freud.*

Hughes H. : 105 a « *La malade admit la vraisemblance de tout ce que j'ajoutai à son récit mais sans être en mesure de le reconnaître comme ayant été vécu.* » Or, dans le *discours de Rome,* Lacan dit que le symptôme doit être reconnu mais ne doit pas être expliqué.

Il est évident que c'est un cas deviné par l'analyste et Freud le dit lui-même. Ce n'est pas un exemple d'analyse développée qui vous est proposé ici.

Elisabeth se présente avec problèmes de marche et de douleur à la station debout. En la considérant au départ comme cas neurologique, Freud amène finement sa patiente vers une cure psychologique ; il a noté la « belle indifférence » (à ses symptômes) et une jouissance à l'examen médical. Freud suppose[2] un secret conscient qu'elle finira par dire ; on verra que son secret est multiple. Puisque ce secret n'est pas un corps étranger et est préconscient, Freud peut renoncer à l'hypnose ; il pense pouvoir appliquer une méthode d'éliminations de couches successives semblable à la technique de désenfouissement d'une ville antique ensevelie[3].

Mais une autre dynamique s'est imposée, qui passe par l'ultérieur avant d'aller vers l'antérieur. Croire en des couches successives manque la dynamique temporelle de la cure : se placer dans le futur pour comprendre le passé. Mon inconscient d'aujourd'hui, je ne peux pas le dire aujourd'hui ; mais je pourrai dire demain que j'aurai été ceci. Il n'est possible de voir l'inconscient que d'un point de vue déjà passé. L'inconscient, c'est « j'aurai été ». Cette histoire est exposée en trois étapes : situation familiale 110 - 114 ; traumatisme primordial 114 e - 122 c ; exposé du traumatisme secondaire 122 - 127.

Situation familiale : Famille venue de Hongrie à Vienne pour permettre à leurs trois filles de rencontrer des prétendants ; Elisabeth est la troisième fille, garçon manqué car les parents espéraient avoir un fils. Le père s'occupe de ses enfants ; la mère est malade ; le père et la deuxième fille souffrent du

---

[2] Si Katharina supposait le savoir à Freud, ici, Freud suppose le savoir à Elisabeth. Le supposé savoir est à la fois du côté de l'analyste et du côté de l'analysant.

[3] Schliemann vient de découvrir Troyes.

cœur ; lorsque la maladie du père se déclare, Elisabeth âgée de 16 à 18 ans le soigne, dort dans sa chambre, se lève la nuit.. jusqu'à la mort du père.

A la mort du père, la famille se compose de quatre femme ensemble ; la sœur aînée se marie, mais le beau fils se dispute avec la mère et le couple prend ses distances. Elisabeth prend le parti de sa mère ; la deuxième sœur se marie avec un homme charmant, le couple vient habiter près de la mère, ils ont un enfant qu'Elisabeth aime beaucoup. Lors de vacances familiales où tous sont réunis, les troubles d'Elisabeth commencent et elle devient la malade de la famille. Elisabeth et sa mère vont dans une ville d'eau ; la deuxième sœur, enceinte, tombe subitement malade et meurt sans revoir sa sœur.

C'est une histoire de secousses morales sans doute, mais cela ne suffit pas à expliquer pourquoi il en a suivi spécifiquement une hystérie ; aucun traitement n'a d'effet.

Traumatisme primordial : Freud demande à quelle impression psychique est liée la première apparition des douleurs ; Elisabeth va livrer un *secret* : avant le mariage de ses deux sœurs, lorsque Elisabeth soignait son père, elle est sortie un soir avec un jeune homme et à son retour de la soirée, l'état du père s'était aggravé ; Elisabeth se fait des reproches ; elle ne quitte plus son père et perd le jeune homme de vue ; on voit le conflit —comme toujours dans l'hystérie, un conflit où est en jeu le désir entre 1) soigner son père et 2) rencontrer le jeune homme.

Intervenant : Pourrait-on dire que le lien œdipien entre père et fille est trop fort ?

On va suivre l'histoire pour que la question se pose dans l'après-coup. Freud va faire ce rapprochement non pas à partir de ressemblances analogiques mais à partir du texte même de ce que dit l'analysant qui nous pousse vers le futur pour revenir vers le passé ensuite. Comme il y a ce conflit, dit

Freud, il y a refoulement de la représentation érotique donc de l'histoire amoureuse qui est maintenue hors circuit de l'association ; et Elisabeth se consacre à ses tâches d'infirmière et ne tient pas compte de ses envies amoureuses. L'affect est alors employé à augmenter ou ranimer une douleur physique (ici une affection rhumatismale préexistante ou latente) et voilà la conversion.

Mais... cette reconstruction est insatisfaisante : il n'est pas prouvé que la conversion a eu lieu dès le retour de la soirée et des auto-reproches. Freud va chercher d'où vient et de quand date exactement cette douleur à la jambe ; il trouve certains éléments qui ne constituent pas une raison psychique. Cette douleur circule et peut être ranimée par certaines circonstances ; c'est une zone hystérogène atypique. La douleur à la cuisse droite évoque l'endroit où son père posait sa jambe enflée pour changer les pansements.

Cette douleur peut être évoquée lors de certains souvenirs ou incidents qui rappellent la maladie du père, lors des rares visites du neveu, lorsqu'elle va sur la tombe de sa sœur. Et Freud s'aperçoit que la douleur se met à droite lors des souvenirs concernant le père et à gauche pour ceux concernant la sœur ; il y a donc une pluralité de symptômes. Tant que la douleur persiste, il faut qu'Elisabeth continue à parler. Freud suit à la trace ce symptôme qui se différencie comme un signifiant : c'est toujours le même mais il est toujours différent : il passe de gauche, à droite, il apparaît, qu'elle soit couchée, assise, marchant, debout...

Traumatisme suivant : Elisabeth s'était liée avec son second beau-frère — notamment lors des vacances en famille où sa sœur était déjà malade et ne participait pas aux promenades — et avait souffert du contraste entre le bonheur conjugal de sa sœur et son propre isolement, elle qui s'était dévouée pour soigner le père. Son conflit est qu'elle avait à la fois craint et souhaité la mort de sa sœur qui aurait libéré son beau-frère pour elle.

Ce signifiant quelconque (douleur à la jambe) n'est pas une création psychique dans le sens d'une douleur imaginaire mais un trouble fonctionnel déjà existant. Le Symbolique est en jeu ici non pas une analogie entre la douleur et ce qu'il s'agirait de signifier : ce n'est pas la jambe qui symbolise le phallus mais le Symbolique prend ce qu'il a sous la main : cette douleur rhumatismale et il l'emploie pour *autre chose*. Il faut expliquer ce qu'est cette autre chose : cette conversion, cette douleur ne semble pas être apparue lors du premier secret, il y en a un autre.

Freud ne cèdera pas : il faut qu'Elisabeth trouve le vrai secret dont l'énoncé la débarrassera de sa douleur : il peut ne pas céder puisqu'il est sûr qu'Elisabeth connaît son secret (« supposé savoir ») et qu'elle finira par le dire, éventuellement avec quelques résistances « j'aurais pu déjà vous en parler mais je ne pensais pas que ça vous aurait intéressé, etc... ». Lacan pourra dire que la résistance est toujours celle de l'analyste : il y a toujours une résistance chez l'analysant mais Freud ne manifeste pas une résistance qui serait complice de celle de l'analysant ; il ne cède pas sur son désir d'analyste, il ne s'arrête pas aux explications qui n'en sont pas : il faut retrouver le moment où est apparu le symptôme et il faut que le symptôme disparaisse.

A quel moment ce phénomène de conversion s'est-il manifesté ? Par quel mécanisme les douleurs ont-elles été créées ? Freud a l'occasion de saisir sur le vif (*in statum nascendi*) l'apparition de la douleur causée par l'irruption du beau-frère lors d'une séance d'analyse. Freud insistera toujours pour que cela se joue dans la présence même de la cause de l'éclosion du symptôme (et pas *in absentia*) donc en présence de l'analyste (et l'objet qu'il représente). Par le fait qu'il n'a pas cédé à une explication « plaquée » — un complexe avec son père — Freud est arrivé à montrer la naissance du symptôme ; Elisabeth explique alors combien elle a désiré un homme comme son beau-frère en particulier depuis que sa sœur a été malade lors de vacances en famille et qu'elle avait conversé avec lui…

Freud lui expose qu'elle était amoureuse de son beau-frère et que la perspective de la mort de sa sœur allait libérer celui-ci ; Elisabeth résiste d'abord ; les douleurs augmentent puis elle finit par admettre le deuxième secret : le sentiment amoureux pour son beau-frère et la pensée inadmissible que la mort de sa sœur l'arrangeait ; ne pensant pas à un conflit plus ancien, Freud la rassure en lui disant qu'on n'est pas responsable de ses sentiments mais, ce faisant, il court-circuite le renvoi éventuel à un lien antérieur, un amour pour quelqu'un d'autre, peut-être son père.

ANALYSE CRITIQUE

Freud insiste - dans la naissance de l'hystérie - sur le facteur de « l'infirmière » accaparée par un malade sans interruption ; Elisabeth soignait son père nuit et jour et ne pouvait donner libre cours à des tendances amoureuses ; il y a alors un emmagasinement de pulsions amoureuses non abréagies, un affect non liquidé ; c'est ce qui se passe dans chaque « cas » : Anna O., Lucy, Emmy, Katharina, et Elisabeth, toutes dans le rôle « d'être aux petits soins pour le autres », ce qui est un motif pour retenir des affects, tendances amoureuses, pulsions sexuelles mais pas nécessairement pour faire une maladie.

Comme il y a eu un premier refoulement des tendances érotiques pendant la maladie du père, Elisabeth ne se rend pas compte de ses tendances, représentations amoureuses vis à vis de son beau-frère : une représentation est à la fois dans le savoir et le non savoir ; on peut dire que l'hystérique est un *sujet divisé* : en même temps, elle sait l'amour qu'elle porte à son beau-frère et en même temps, elle ne le sait pas et s'en défend énergiquement.

Comment une représentation d'une telle intensité peut-elle rester isolée de la conscience ? Freud va expliquer sa théorie du refoulement : la pulsion sexuelle — la tendance amoureuse — peut être représentée par deux choses différentes : par une scène (une représentation) et par l'affect (une quantité d'énergie) ; la représentation tombe dans le refoulement mais l'affect est toujours là : il s'est transformé en douleur à la jambe, c'est une transformation de l'énergie sexuelle en douleur comme décharge.

Lorsque Elisabeth a retrouvé son père en mauvais état en revenant de sa sortie, elle n'a éprouvé ni douleur ni trouble locomoteur. C'est en racontant cette scène qu'elle éprouve de la douleur. Cette douleur qui sert à la fois de signifiant et de boussole pour ce cas-ci. La conversion, la transformation de l'affect en symptôme somatique, ne se fait pas sur le traumatisme, sur des impressions fraîches, mais *sur des souvenirs*. C'est le souvenir déjà chargé des autres traumatismes qui provoque la douleur. De même, pour Katharina, le vomissement survient non pas au moment où elle surprend son père et sa cousine mais après deux jours d'élaboration du souvenir. L'hystérique ne souffre pas du traumatisme mais de réminiscences et même la conversion se passe à partir de réminiscences. L'avantage, c'est que pour le traitement, nous pourrons partir de ces réminiscences de la représentation. Freud examine la détermination du symptôme hystérique, pourquoi tel symptôme ? Le côté somatique est important : Elisabeth souffrait de rhumatisme et emploie ce symptôme pour en faire un symptôme hystérique.

Il y a aussi le côté *symbolique*, qui est peu visible chez Elisabeth, mais *Frau* Cécilie était une experte en symbolique. Celle-ci est citée souvent (mais son « cas » n'est pas relaté) comme exemple pour montrer comment le Symbolique s'empare *de n'importe quoi* pour en faire un symptôme hystérique : une névralgie faciale en réponse à une gifle psychologique – un mot de travers de son mari. À 15 ans, le regard perçant de sa grand'mère lui fait un trou entre les yeux ; l'hallucination de Freud et Breuer pendus à des arbres voisins dans son jardin : ils ont tous les deux refusé de prescrire des médicaments à Frau Cécilie, qui, furieuse s'est dit : « *Ces deux-là se valent bien : ils sont le pendant l'un de l'autre* ».

Ce n'est pas le côté symbolique dans la signification du pendu qui importe mais le fait d'un signifiant (pris éventuellement dans une expression) qui change de sens pour que la représentation puisse décharger son énergie.

Intervenant : on pourrait dire que le fait d'avoir des problèmes de locomotion permettait à Elisabeth de rester allongée…

Freud refuse ce genre d'interprétation téléologique et phénoménologique qui peut tout expliquer : il veut trouver l'explication précise : pourquoi la conversion a-t-elle eu lieu à tel moment ? Et il trouve la réponse lors de l'interruption de la cure par le beau-frère. Mais Freud n'interprète pas en disant : « *Vous êtes alitée, ça vous empêche de courir après votre beau-frère.* ». Ce serait plutôt elle qui dirait : « *je suis ma sœur* » en ayant pris une partie de la douleur de la sœur, un trait de la sœur qui était alitée. Elisabeth prend ce symptôme-là pour en faire quelque chose mais indépendamment de toute symbolique préétablie qui serait un collage. L'important est de faire fonctionner la chose effectivement dans la réalité : la réalité, c'est Elisabeth qui attrape mal à la jambe. Il y a une grande différence entre la symbolique préétablie telle qu'elle se pratique, il me semble, dans l'analyse jungienne et le Symbolique tel qu'il est en jeu chez Freud et chez Lacan où il s'agit de prendre n'importe quoi pour en faire autre chose.

Hughes H. : Le langage se sert du corps comme d'une métaphore...

Tout est bon pour autant que ça fasse métaphore : le regard perçant, la gifle, les pendus... Freud dit que c'est de *Frau* Cécilie qu'il a appris le plus sur l'hystérie et sur ce système métaphorique que son corps emploie pour dire quelque chose. Un jungien ne filerait-il pas vers une symbolique générale qui dirait « la jambe signifie ceci... » ?

Hughes H. : chez Freud, il y a un peu de ça...lorsqu'il compare les fèces à l'argent, ou 101d « *Il nous était souvent arrivé de comparer la symptomatologie hystérique à des hiéroglyphes que la découverte de certains écrits bilingues nous avait permis de déchiffrer où vomissement équivaut à dégoût* ». Le danger, c'est qu'on n'écoute plus, on a sa grille de lecture et on plaque des interprétations « symboliques »...

C'est ce que Freud a dit à ce moment-là, mais on voit que c'est en contradiction avec ce qu'il commence à développer du signifiant.

Hughes H. : Dans ces textes, on peut suivre l'évolution de la pensée de Freud.

Intervenant : Parfois des placages provisoires comme le vomissement aident au cheminement mais il faut que cela reste provisoire.

Mais il faut faire attention à ne pas avoir une grille qui orienterait l'interprétation. Le futur antérieur montre une structure qui part vers le futur avant de revenir vers le passé.

J.P. Beine : En transposant, c'est le point de capiton au niveau de la phrase-même, qui détermine le sens de la phrase.

En allemand, on ne comprend le sens de la phrase qu'une fois celle-ci terminée ; on peut faire jouer ce schéma dans l'analyse sur de longues périodes ; on ne demande pas à l'analysant de raconter d'abord son enfance ni de « travailler la période archaïque » ou « on va rester dans le présent et pas dans le passé ». Ce serait là une ignorance du temps de l'inconscient, de l'intemporalité de l'inconscient qui entraîne une toute autre logique de progression de la cure.

En analyse, il y a un parcours qui est plus nécessaire que le résultat ; il peut y avoir un moment de signification qui n'est qu'une étape plus visible et momentanée sur ce parcours d'élaboration du rêve et du travail de l'interprétation ; c'est le jeu de la métaphore qui fait son chemin comme on l'a vu avec la douleur flottante d'Elisabeth. D'autres thérapies[4], comme le psychodrame, empruntent des concepts à la psychanalyse mais ce n'est pas une bonne façon de voir ce qui se passe dans l'analyse. Il n'y a aucune équivalence entre le psychodrame dit analytique et la psychanalyse.

JP Beine : L'intérêt que l'on a à voir ces textes dans une lecture courante pas à pas, c'est de retrouver toutes les étapes de la pensée de Freud et de distinguer ce qui nous revient dans la culture ; personne, les analystes moins que les autres, n'aborde ces textes de façon naïve et fraîche : on a des idées sur le cheminement de Freud. Il est intéressant de voir les textes de Freud et rien que de Freud : chacun après coup pourra voir ce que d'autres en ont fait, si d'autres thérapies qui disent baser leur théorie sur les concepts analytiques sont effectivement dans le fil de Freud ou pas.

Ce procédé d'études systématique que nous proposons permettra d'éviter cette tendance qui fait qu'on en arrive un peu facilement à dire que tout est dans tout, que Freud est dans toute thérapie. On a intérêt à se centrer sur le texte à l'heure actuelle. Les questions qu'on se pose sur les liens entre thérapies auront leurs réponses ensuite.

---

[4] Certains prétendent que Freud et Jung ont dit la même chose, il faut voir sur quels textes on se base pour cette affirmation ; j'aimerais savoir ce que dirait Jung non pas de textes où ils peuvent plus ou moins tomber d'accord sur certains points, mais des textes sur le narcissisme, l'homme aux loups, la *Traumdeutung*.

4ème Séminaire ; le 22 octobre 2001

CHAPITRE III : LES CONSIDERATIONS THEORIQUES

Dans la communication préliminaire, Freud et Breuer situent l'étiologie de l'hystérie dans les *réminiscences* du traumatisme (c'est-à-dire dans des représentations qui nous affectent) et ce contrairement à l'opinion courante qu'un traumatisme serait la cause de l'hystérie. Les *considérations théoriques* de Breuer concernent l'affect et la représentation et se divise en 6 parties : l'introduction (1), les sous-chapitres 2 et 3 traitent des affects, les 4 et 5 des représentations et la conclusion (6).

Introduction

Les phénomènes hystériques sont-ils idéogènes c'est-à-dire faits uniquement de *représentations* auquel cas cette thèse se rapprocherait de l'hystérie comme pure simulation sans substrat corporel.

Les affects : excitation cérébrale (2) et conversion hystérique (3)

L'hystérie n'est pas faite uniquement d'idées — qui seraient cause ou résultat — mais aussi d'affects ; du point de vue cérébral, il faut un tonus, une excitation électrique permanente dans les cellules nerveuses ; cette explication des affects s'image selon une métaphore électrique qui implique un phénomène quantifiable et deux lieux : une quantité d'énergie circule dans un espace clôturé par un isolant ; si en un endroit, l'isolant est faible, il se produit un court-circuit que Breuer appelle frayage, ce dont il est question dans la conversion. Les représentations sont dépendantes du frayage, des aléas d'une énergie et donc ne sont pas uniquement des idées. Ces conceptions de Breuer nous mènent au cœur de la *Métapsychologie*, nom que Freud donne, en 1915, à une exposé de sa doctrine : ce qui va au-delà de la psychologie ; pour qu'il y ait Métapsychologie, il faut que trois registres soient articulés : topique (lieux), économique (quantité d'énergie), dynamique (mouvement).

Topique : en quel lieu se situent les représentations ? le système de carte de la première topique (1900 - 1920) délimite les représentations dans trois systèmes : *conscient, préconscient, inconscient* ; les représentations ne peuvent pas passer de l'inconscient au préconscient/conscient. Dans la deuxième topique les systèmes deviennent les trois lieux psychiques moi, ça, surmoi.

Economique : l'énergie quantifiable est celle des pulsions : la libido peut augmenter ou diminuer et a tendance à se décharger (principe de plaisir). A partir de *Au-delà du principe de plaisir* (1920), cette énergie ne va pas que dans le sens du plaisir.

Dynamique : en fonction de la topique et de l'économique, une force de changement ou d'inertie, une force et une contre-force ; les forces opposées engendrent des situations d'inhibition, de compromis, dans lesquelles il n'y a plus de mouvement.

Cette métaphore électrique est basée sur ce que Freud découvre dans l'hystérie : la modification d'une énergie pulsionnelle quand elle passe dans le somatique.

Cette notion de frayage va servir dans l'*Entwurf*, en 1895 ; Freud part du système neurologique tel qu'il se l'imagine qui deviendra l'appareil psychique. Les passages répétés dans les synapses vont créer des facilités de passage appelés frayages. On le voit dans le cas d'Elisabeth qui laisse passer les représentations par ce côté de douleur de jambe quelle que soit l'origine des pulsions qui se convertissent.

Que faut-il pour qu'il y ait frayage ? Il faut qu'il y ait une quantité suffisante d'excitation et une résistance suffisamment faible. Ce sont précisément les facteurs présents dans la définition du trauma : un déplaisir suffisamment grand (effroi) et une non-préparation, ce qui est la définition de la terreur (par opposition à la peur). Comme l'hystérique souffre non pas du traumatisme mais de réminiscences (au pluriel) il y a un système d'influence réciproque d'une réminiscence sur une autre. Une scène pénible va devenir traumatique parce qu'elle donne un sens à des scènes antérieures qu'elle ravive et aggrave : l'affect se présente comme plus puissant que la sommation des affects antérieurs ; la quantité d'excitation augmente par la confluence d'affects précédents.

Ceci pour la réminiscence à quoi s'ajoute l'amoindrissement des résistances, ces premières scènes ayant exercé un frayage. Pour qu'il y ait hystérie, il faut une pulsion représentée dans la réminiscence et un affect. Freud dira plus tard que la pulsion est mythologie qu'on ne peut observer que par les représentations et les affects. La pulsion (mythologique, nous visible en tant que telle) est représentée (*repräsentiert*) par les représentations et par les affects :

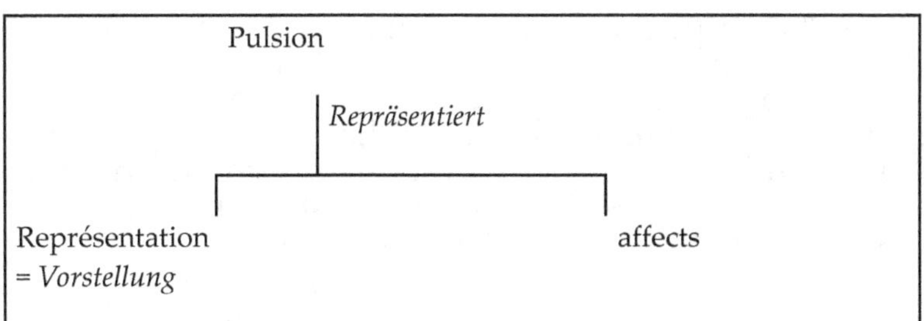

Chaque réminiscence a un côté représentatif (une histoire) et un côté affectif : l'hystérique souffre (c'est un affect) d'une première représentation et d'une seconde représentation. Ce pluriel de la réminiscence implique déjà la doctrine de la surdétermination ; il doit y avoir une condensation entre deux représentations (et leurs affects) pour qu'il se fasse une charge affective suffisante, telle qu'elle ranime une scène importante : pour Lucy, le fait qu'elle retrouve dans la scène 1 est que son patron ne l'aime pas alors qu'elle l'espérait.

Grâce à la surdétermination et à la condensation, se dessine toute la doctrine du rêve qui n'est pas simplement un ensemble de représentations mais qui se construit par un travail, son côté dynamique ; il s'agit de suivre ce travail du rêve qui implique un mouvement dans les représentations où un élément de la veille se joint à un élément du passé ; par cette condensation se réalise aussi une présentification de la vie pulsionnelle. La condensation est le premier volet du processus primaire, témoin de l'existence de l'inconscient.

La *condensation* est à la base de la formation du rêve ; la *présentification* (erronément traduit par figurabilité : le rêve nous met dans le présence de la vie pulsionnelle — par les émotions qu'il suscite — et ne consiste pas seulement en images) ; le *déplacement* présenté ici comme « fausse connexion » : l'angoisse de l'ascenseur d'Emmy cachait sa peur de ne plus bénéficier des massages de Freud si elle avait ses règles.

Le rêve suppose aussi une mise en formes acceptable : *l'élaboration secondaire* : le travail du rêve essaie de composer une histoire articulée avec la logique de la vie éveillée. Dans ce chapitre, une grande partie du système de Freud est en train de s'amorcer à propos du fait que l'hystérie ne consiste pas seulement en idées mais aussi en affects.

Topique (4, 5) : *état hypnoïde et prédisposition*

L'état hypnoïde tel qu'en parle Breuer est critiquable : une représentation vide de tout affect qui est totalement passé dans le conversion. Pour Breuer, qui n'est pas freudien dans cette énonciation, le « normal » a des pensées dans le préconscient qui sont susceptibles de devenir conscientes tandis que l'*hystérique* a un « inconscient » proprement dit, des pensées qui ne sont pas conscientes et qui ne le deviendront jamais.

184 c « *La partie scindée du psychisme est (dans l'hystérie) reléguée dans les ténèbres comme dans les gouffres de l'Etna, les Titans qui pouvaient ébranler la terre, mais à qui il était interdit de paraître à la lumière.* » Les Titans, comme l'inconscient, n'apparaissent que dans leurs effets.

Cette réflexion.... En exergue à la *Traumdeutung* : *si flectere superos nequeo Acheronta movebo,* « si je suis incapable de fléchir les puissances supérieures, je remuerai les enfers ». « Remuer les enfers », c'est réveiller les Titans pour qu'ils apparaissent dans leurs effets : par là Freud va pouvoir montrer la place qu'occupe l'*inconscient* dans les rêves et la vie en général. On remue l'inconscient pour en voir les effets mais on ne le verra jamais que dans ce qui se passe dans le préconscient. C'est parce que il y a cet inconscient inaccessible que les idées préconscientes commencent à travailler toutes seules et apparaissent transformées par les quatre mécanismes : condensation, présentification déplacement, élaboration secondaire.

Si je ne peux pas remuer les puissances supérieures (la psychologie), je remuerai les puissances inférieures (infernales) qui relèvent de la Métapsychologie. Vous saisissez que c'est grâce à cette conceptualisation que l'ensemble de l'édifice freudien s'élabore.

Prédisposition à la formation de l'hystérie : l'hystérie est perçue plus comme une *structure* que comme une maladie ; une prédisposition n'est faite que de facteurs humains généraux. L'hystérie va être traitée par Freud dans sa *Métapsychologie* non pas comme une maladie mais comme ce qui donne la structure même de la psychanalyse, c'est l'hystérie qui donne la clé de ce qu'est l'être humain dans le fonctionnement de l'inconscient : la pulsion, le travail du rêve… même dans la psychose hystérique, dans cet excès lorsque le système déborde et que l'individu ne fonctionne plus que dans ces processus primaires, qui prennent alors une valeur délirante.

CHAPITRE IV : PSYCHOTHERAPIE DE L'HYSTERIE

C'est une bonne leçon pour nous que de reprendre des notions déjà vues et de les faire travailler au lieu d'ajouter sans cesse de nouvelles connaissances.

205 a « *Nous fûmes extrêmement surpris* – on note là Freud dans la surprise de la découverte – *de constater que les divers symptômes hystériques disparaissaient sans retour* – c'est bien la psychothérapie – *dès que nous réussissions à évoquer et à mettre en pleine lumière le souvenir des incidents qui avaient provoqués en même temps l'affect concomitant. Il fallait aussi que le malade décrivît, avec le plus de détails possible, cet incident et qu'il donnât à l'affect une expression verbale.* »

Ce chapitre est divisé en trois parties :

Indication et diagnostic

Toutes les hystériques ne sont pas hypnotisables. De plus la méthode peut s'appliquer à d'autres psychonévroses que l'hystérie : la psychanalyse peut être appliquée chaque fois qu'est mis en jeu la mécanisme expliqué dans la communication préliminaire. Et donc Freud propose de laisser en suspens la décision du diagnostic au moment de commencer une psychothérapie : « *Notre recherche suppose la mise en suspens du diagnostic jusqu'à l'issue de la recherche.* » (ce que la traduction française rend de façon tout à fait erronée par : « ce furent les résultats de cette recherche qui déterminèrent et justifièrent finalement pour moi le diagnostic de l'hystérie, p 206, 3 lignes avant la fin de la page).

Le traducteur a sa petite idée : il faut un diagnostic et une cause classiques, d'où il traduit « puisque l'on pouvait parler de cause... » traduction erronée 207 ligne 2 et 3 , qu'il faut traduire : « *Pour autant qu'on puisse parler d'un mécanisme causal, l'étiologie serait à chercher dans des moments de la sexualité.* » Pour autant qu'il s'agisse d'un mécanisme causal (mais justement ça ne fonctionne *pas* comme un mécanisme causal : voir notre schéma du futur antérieur qui n'est pas un mécanisme causal) l'étiologie serait à chercher dans des moments sexuels c'est-à-dire dans l'instauration de la sexualité en deux temps, un deuxième temps (la puberté) va renvoyer à un premier temps, une sexualité infantile qui à ce moment n'avait pas encore cette signification-là ; dans la notion d'après-coup, la sexualité de la puberté va ranimer les puissances de la sexualité prégénitale.

A partir de l'adolescence, la sexualité se construit vers l'âge adulte à condition de redonner un sens à tout ce côté oral, anal, qui est toujours présent dans la sexualité. « L'étiologie » (pour autant qu'on puisse en parler en ces termes) serait à chercher dans l'articulation temporelle spéciale de la sexualité, la poussée pulsionnelle de la puberté qui ravive les réminiscences infantiles dans l'après-coup. Cette rétroaction de la temporalité, ce futur antérieur de la sexualité peut engendrer différents tableaux névrotiques a priori : les névroses qui contiennent l'entièreté de ce schéma et les névroses actuelles qui ne le contiennent pas, qui ne ressortissent pas du système des réminiscences.

Les névroses actuelles

La première névrose actuelle est la neurasthénie, qui est pour Freud un dysfonctionnement sexuel dû à un excès de masturbation qui cause un épuisement physique ; pour la médecine de son époque la neurasthénie équivaut à la dépression. La psychanalyse n'englobe pas, ne concerne pas toutes les maladies psychiatriques et n'est pas incompatible avec la prise de médicaments surtout dans les cas de dépression. En gros, la dépression se caractérise par des symptômes où l'on se sent *mieux le soir que le matin*, les médicaments sont efficaces et il n'y a aucune raison de s'en priver.

L'opposé de la neurasthénie, la névrose d'angoisse est sensible aux anxiolytiques : mais n'oublions pas que *l'angoisse est un moteur de la psychanalyse*. Le point de vue d'un analysant par rapport aux anxiolytiques ne sera donc pas du tout le mêmes que par rapport aux antidépresseurs.

Les psychonévroses de transfert

Les obsessions et l'hystérie qui fonctionnent avec le mécanisme temporel ont une large possibilité de guérison par la psychanalyse. On n'obtiendrait rien avec une thérapie par la parole sans ce circuit qui permet par un retour sur le passé de le réactiver.

Les névroses banales sont presque toujours un mixte de névrose actuelle et de névrose de transfert, d'hystérie, d'obsessions et d'angoisse.

Freud reprend les « cas » pour montrer qu'aucune n'est purement hystérique : Anna O. hystérique oui mais sa sexualité n'a pas été analysée. Emmy est pour Freud très frustrée, donc se rapporte à la névrose d'angoisse ; Lucy ne remonte pas très loin dans le passé, également plus névrose d'angoisse que d'hystérie ; la « peur virginale » de Katharina combine hystérie et névrose d'angoisse.

Elisabeth est à la fois hystérique et neurasthénique ; pour elle aussi, la sexualité manque.

Méthode de pression et d'insistance

Freud a introduit cette méthode parce que la plupart de ses patients n'étaient pas hypnotisables. Remarquons l'insistance de Freud qui vise non pas à forcer une résistance mais à la déjouer.

218 c «..*l'avantage du procédé ...détourner l'attention du malade..de toutes les choses qui pourraient traduire sa volonté* » ce qui permet, une fois ses soucis écartés, qu'un fil se dessine qui va permettre de suivre un circuit à travers les souvenirs.

222 c Des quatre exemples donnés, je garde celui des idées *obsédantes* pour insister sur « *le mécanisme qui a avec celui du symptôme hystérique une parenté très étroite* » et la technique d'analyse est la même que dans l'hystérie.

L'insistance s'exerce selon l'inventivité de l'analyste – qui ne cède pas sur son désir – dès que l'analysant préfère éviter un sujet. 225 226 exemples de résistance du patient qui tente entre autres de minimiser le souvenir pathogène.

227 c « *il importe que le praticien ne se trouve jamais en défaut..* » l'analyste doit toujours avoir raison : il n'est pas question d'une position de toute puissance ni de justesse de l'interprétation mais c'est la méthode qui a raison : il faut pousser l'analysant à tout dire ; Freud tient bon avec l'homme aux rats qui aurait préféré ne pas raconter le supplice des rats.

Résistance

L'hypnose ne diminue pas la résistance sans doute parce qu'elle évite tout conflit entre hypnotiseur et hypnotisé ; l'hystérie hypnoïde est un simple état de dissociation (Anna O.), il n'y a pas de résistance chez elle (mais on n'a touché à rien : il n'y apparaît ni sexualité, ni transfert). Dans l'hystérie de rétention apparaît le phénomène de résistance.

231 c «.. *les cas que j'ai traités se sont tous mués en hystérie de défense ;* » Freud remarque que tous les soi-disant hystéries hypnoïdes s'avèrent toujours des hystéries de défense ou de résistance dès qu'on y regarde d'un peu plus près ; c'est parce que il sait qu'il y a cette résistance que Freud dit qu'il ne faut pas céder sur sa méthode.

Le contenu matériel des représentations qui provoquent la résistance se rangent selon trois différents ordres :

- *L'ordre chronologique* : les événements se rangent en fonction de la ligne du temps du passé lointain vers le passé récent jusqu'au présent. « tout se passe comme si l'on dépouillait des archives tenues dans un ordre parfait » (p 233).
- *L'ordre de résistance* est tout différent de l'ordre temporel : les souvenirs sont rangés autour d'un noyau central : « ils sont concentriquement disposés autour du noyau pathogène ». Plus on s'approche du noyau central, plus la résistance augmente ; la résistance est proportionnelle à la proximité du noyau. « *Les strates les plus extérieures comprennent les souvenirs qui peuvent le plus facilement revenir à la mémoire et sont toujours clairement conscients. A mesure que l'on pénètre plus profondément, la reconnaissance des souvenirs se fait plus difficile jusqu'au moment où l'on se heurte au noyau central des souvenirs dont le patient persiste à nier l'existence lors de leur apparition* » (p. 234).
- *L'ordre dynamique logique* : alors que les deux premiers ordres (« morphologiques ») pouvaient être figurés simplement (par une droite orientée ou par un noyau et ses couches successives, l'enchaînement logique suppose les voies les plus sinueuses.

Comme on ne peut pas aller droit au noyau (ce serait s'opposer frontalement à une résistance toujours croissante) ; on doit suivre le chemin de l'association libre, chemin en zigzag tel le voilier qui louvoie pour remonter au vent. Ces chemins de traverse nous approchent du but en respectant et esquivant les résistances dans le jeu des processus primaires. Par exemple, quand Lucy raconte ses souvenirs, sur l'insistance de Freud, ce n'est que par le détour de l'odeur du cigare qu'elle est ramenée au noyau de la dame qui embrasse les enfants (rivalité) et sans doute à quelque chose d'antérieur, le moment où elle aurait souhaité épouser son patron.

En terme lacaniens, on peut l'exprimer par la Bande de Mœbius : pour aller de l'autre côté, on rencontre une résistance infinie : on ne pourra pas la traverser mais si on accepte de travailler avec les résistances, on pourra louvoyer et suivre la bande (par la bande) et se retrouver de l'autre côté. L'ordonnancement logique tient compte à la fois de l'ordre chronologique et de l'ordre des résistances : le schéma (de Lucy) est orienté dans le temps : passé à gauche et futur à droite. Sur cet axe, on peut numéroter l'ordre des résistances : 3 1 4 2. Cet ordre logique n'est pas disponible immédiatement et se construit dans l'analyse. Se rappeler des souvenirs en suivant un fil (non chronologique) où l'un éclaire l'autre, où les élément du passé prennent sens s'appelle perlaboration (*ducharbeiten*) ; le temps de perlaboration n'est pas un temps causal mais ce que Lacan appellera signifiant : l'odeur de l'entremets conduit à l'odeur du cigare du comptable qui voulait embrasser les enfants ; ce qui rappelle à Lucy cette dame qui avait embrassé les enfants lui faisant sentir son peu d'importance aux yeux de son patron.

244 une résistance singulière est le *transfert* ; celui-ci se manifeste par trois cas : le patient se croit offensé – il faut lui donner des explications. La patiente craint de s'attacher au médecin. Le patient prend le médecin pour quelqu'un d'autre : il y a « mésalliance » : un désir du passé surgit en dehors « *du souvenir des circonstances capables de situer ce dé-*

sir dans le passé » et se rattache à la personne du médecin. L'analysant prend l'analyste pour ce qu'il n'est pas.

Faute de savoir se débrouiller dans ces trois cas, il est impossible de mener à bien une analyse ; dès ce moment Freud pressent que c'est précisément là que va se jouer l'analyse (le transfert est à la fois résistance et moteur de l'analyse. On n'arrivera à gérer cette situation que si l'on a fait une analyse personnelle et Freud en fait le cœur de la formation de l'analyste. A cette époque, Freud fait son analyse personnelle en analysant ses rêves et par un transfert sur son ami Fliess.

On ne fait une analyse qu'à partir du mécanisme décrit pour l'hystérie qui est un mécanisme humain, valable pour tout le monde.

L'HOMME AUX RATS

(1) Séminaire du 26/11/2001

A partir de trois textes qui sont aux fondements de la psychanalyse : *Traumdeutung* 1900, *Psychopathologie de la vie quotidienne* 1901, et *Les mots d'esprit et ses rapports avec l'inconscient* 1905, qui expliquent comment fonctionnent les formations de l'inconscient, Freud découvre que les rêves, lapsus, mots d'esprit et symptômes fonctionnent de manière identique. Dans Cinq psychanalyses, Freud n'a pas pour but d'opposer l'hystérie à la névrose obsessionnelle ou à la paranoïa par exemple, mais il veut montrer dans la clinique comment fonctionnent ces formations de l'inconscient qui se produisent chez chacun de nous.

Le cas Dora a d'abord été appelé « Rêve et hystérie » c'est-à-dire le rêve dans la cure ; il s'agit de montrer comment l'interprétation des rêves s'entrelace avec le traitement et est nécessaire pour comprendre l'histoire du traitement. Pour appréhender les psychonévroses en général, il faut approfondir le travail du rêve : les processus primaires en action, la manière dont les pensées fonctionnent de façon anormale, bizarre, lorsqu'elles sont soumises à un investissement inconscient. Le processus primaire est le processus des pensées lorsqu'elles sont investies par l'inconscient ce qui entraîne 4 mécanismes :

Déformation, déplacement (fausse association)

Condensation : un seul symbole ou signifiant prend une multitude de sens

Présentification : de quelle manière quelque chose est rendu présent dans les pensées

Elaboration secondaire : comment ces processus soumis à l'inconscient parviennent-ils à se débrouiller avec notre pensée ordinaire.

Toute l'approche de n'importe quelle psychonévrose suppose le mécanisme de travail du rêve.

Le petit Hans : un petit garçon de cinq ans est analysé par son père soutenu par Freud ; ce cas illustre un chapitre capital de la théorie freudienne : l'importance de la sexualité infantile (*Trois essais*)

L'homme aux rats : le cas de la clinique de Freud le plus développé avant la rupture avec Jung.

Schreber : cas de psychose, catégorie psychopathologique que Jung connaît bien ; en établissant que le psychotique ne déroge en rien au fonctionnement de sa théorie de l'inconscient, Freud étaye sa théorie contre les modifications que Jung voulait y apporter.

L'homme aux loups : analyse partielle puisque Freud n'analyse que la phobie infantile ; comme preuve de la réalité de la castration, Freud veut montrer à Jung que la vie sexuelle de l'homme aux loups a été déterminée par une scène primitive qui s'est réellement passée. Au lieu de réinterpréter en fonction de théories ou en appliquant des archétypes, il s'agit de s'en tenir au dire de l'analysant pour y découvrir son histoire réelle dans son ensemble.

Le cas de l'homme aux rats se place au milieu des cinq psychanalyses, au moment où Freud se réjouissait de voir, avec l'arrivée de Jung et de Bleuler, une ouverture internationale qui sortait la psychanalyse du monde juif. Accueillant les apports extérieurs,

Freud va adopter le terme « complexe » inventé par Jung.

L'homme aux rats récapitule la période de découverte de la psychanalyse : Ernst Lanzer s'est retrouvé en lisant *Psychopathologie de la vie quotidienne* et Freud reconnut dans l'homme aux rats sa propre théorie de l'hystérie : la question est de voir comment fonctionne l'homme aux rats en fonction de ce que Freud a pu mettre en place dans *Etudes sur l'hystérie* plutôt que de s'appuyer sur un diagnostic.

Qu'est-ce qui est nouveau dans l'homme aux rats ? L'analyse du transfert, notamment le transfert du désir inconscient sur l'image de l'analyste, ce qui en même temps révèle une résistance et constitue le seul moyen d'entamer le refoulement de ce même désir. Dans le cas Dora, la non prise en compte du transfert a abouti à l'échec de la cure[1].

Comment lire ce texte de l'homme aux rats ? Une première voie serait de rentrer dans l'intention de Freud par rapport à ce transfert. Freud se bat littéralement avec Ernst L. pour lui montrer comment il fonctionne : les transferts servent d'argument pour convaincre l'homme aux rats du bien fondé de l'interprétation et des thèses freudiennes. C'est dans ce cadre que Freud évoque le transfert. Une autre voie : réinterpréter les textes et y apporter le fruit de nos propres associations.

Ces deux lectures sont insuffisantes. Mon but est de rentrer dans la structure du texte pour faire apparaître autre chose que ce combat de Freud dramatisé et sans injecter nos propres associations. Nous pouvons lire le texte à partir du matériel qui est apporté par le texte. Si on peut faire une analyse, c'est parce que le discours de l'analysant nous donne tous les éléments.

---

[1] Cette conjonction de résistance et de moyen d'avancer dans la cure sera exposée dans *La technique psychanalytique : La dynamique du transfert p. 50.*

Cette pratique de lecture a une importance capitale puisque elle a une structure semblable à la structure de la cure, de l'analyse.

Je vous propose une lecture interprétative de telle façon qu'elle vous incite à lire activement le texte (avec un crayon..) et en le faisant fonctionner le plus possible. C'est le seul cas pour lequel Freud n'a pas jeté ses notes qui sont publiées en bilingue dans *L'homme aux rats, Journal d'une analyse* paru aux PUF en 1974. Avant la publication, ce cas a fait l'objet de 4 séances à la Société psychanalytique de Vienne et un compte rendu de 4 heures au congrès de Salzbourg de 1908.

Cette analyse s'est déroulée de 1907 à 1908, pendant 11 mois ; l'homme aux rats a épousé sa dame « vénérée » en 1910 ; mobilisé en 1914 et envoyé sur le front soviétique, il est mort 4 jours après ; sa mère mourut quelques semaines après l'annonce officielle de la mort de son fils en 1918. Les notes de Freud sont lacunaires (prises après les séances) et le cas est déformé par discrétion, la présentation ne rend pas compte de ce qu'est une analyse. Mais c'est la seule racontée dans toute la littérature.

REMARQUES SUR UN CAS DE NEVROSE DE CONTRAINTE : L'HOMME AUX RATS

La traduction correcte de *Zwangdneurose* est ***névrose de contrainte***, terme plus parlant que névrose obsessionnelle.

§ 1 Sommaire : extraits de l'histoire et puis la théorie.

§ 2 Freud explique ce sommaire : il sait que son travail n'est pas irréprochable (il emploie le terme de gâchis). Et il ne peut en communiquer que des extraits.

§ 3 Ce devoir de discrétion et ces lacunes ne sont pas la véritable explication : le savoir de Freud est insuffisant.

Mais personne ne peut dépasser l'insuffisance du savoir ; en voulant rapporter un cas, on tombe toujours dans la simplification : les notes sont déjà biaisées par rapport à ce que dit l'analysant, et sont encore réarrangées avec des observations et des déductions pour la présentation dans les *Cinq psychanalyses*. Freud remet les choses en place comme il veut les transmettre. En plus, on peut reprendre le texte pour le réinterroger. Il est du ressort même de ces choses qu'une fois qu'on les raconte et qu'on les retravaille, elles bougent. Si l'analyste relate un cas et va plus loin, c'est de plus en plus compliqué. Ce n'est pas le texte matériel de ce que quelqu'un dit qui est en cause dans l'analyse. Quelque chose va toujours plus loin dans l'écoute de celui qui entend et cette écoute fait partie intégrante du processus de l'analyse ; c'est à la fois indispensable et dérangeant. Le gâchis dont Freud parle est indépassable.

Ces affirmations avancées ne font que relancer une nouvelle question.

Si on reste plus près du texte : 200 c « Je n'ai pas encore réussi à pénétrer et à élucider complètement la structure si compliquée d'un cas grave de névrose de contrainte » — dit-il en 1909, mais, actuellement, on n'est pas beaucoup plus loin que lui. Ce sont les résistances des malades, les manières dont elles s'expriment qui rendent les névroses obsessionnelles si difficiles à comprendre, pourtant : le langage de cette névrose n'est en quelque sorte qu'un dialecte du langage hystérique qui est plus apparenté à l'expression de notre pensée consciente que ne l'est celui de l'hystérie. Il n'est pas facile de cerner la structure de notre pensée consciente ; on est tout le temps renvoyé à de nouvelles questions. Le texte suppose qu'il y ait un lecteur qui lise le texte, qui le fasse parler pour nous inciter à travailler davantage.

I. Fragments de l'histoire de la maladie

Il s'agit de l'entretien préliminaire avant de commencer l'analyse ; Ernst Lanzer est un juriste de 29 ans qui a réussi très tard ses études ; Freud le juge intelligent et perspicace. Les symptômes dont il se plaint : il a des craintes qu'il n'arrive quelque chose à deux personnes qu'il aime, son père et sa dame « vénérée » ; de plus, il a des impulsions : par exemple de se trancher la gorge ; des interdits surgissent qui permettent de contrecarrer ce genre d'événement. Après avoir annoncé la souffrance qui le motive à demander un traitement à Freud, il parle directement de sa vie sexuelle qui n'a rien de particulier et ne lui pose pas de problème bien qu'il n'ait pas beaucoup d'occasions puisque sa dame le tient à distance.

Pourquoi raconter tout cela ? Parce qu'il sait que Freud s'intéresse à la sexualité, aux actes manqués : c'est un transfert non pas comme lien affectif mais un transfert sur le savoir supposé de Freud à travers la sexualité et la *Psychopathologie de la vie quotidienne*. Deux observations non reprises dans *Cinq Psychanalyses* : (1) ses idées n'apparaissent dans son activité professionnelle que quand il s'agit du droit pénal ; (2) il avait aussi des impulsions à faire du mal à sa dame en son absence mais en même temps, être loin d'elle lui faisait du bien.

L'homme aux rats, après avoir demandé l'avis de sa mère, revient le lendemain et l'analyse commence. Il y a 7 paragraphes numérotés a à f

- le début du traitement (1ère séance)
- la sexualité infantile (1ère séance)
- la grande appréhension de contrainte : l'histoire du supplice des rats, ses tenants et aboutissants (2ème et 3ème séances).
- introduction à l'intelligence de la cure (séances 4 à 7)
- quelques représentations de contraintes et leurs traductions
- les circonstances occasionnantes de la maladie
- le complexe paternel et la solution de l'appréhension des rats.

Les 4 premiers paragraphes concernent les 7 premières séances, Freud a retranscrit tout ce qu'il en a retenu ; c'est un premier tour de la question : Ernst L. a exposé ce qu'il avait à dire et Freud fait des remarques qui permettent d'aller plus loin. Après quelques exemples en e) vient la solution du cas proprement dit en f) : la circonstance qui a occasionné la décompensation de l'homme aux rats ; ensuite l'éclaircissement du complexe paternel qui va donner la solution du supplice des rats.

Séance 1

a) le début du traitement

Il est important de voir comment l'analysant va débuter sa cure. Freud laisse Ernst L. libre de commencer par n'importe quoi (pour la première fois, dit O. Rank). Le premier fait : l'homme aux rats a un ami (Guttman) qu'il place haut, confident de ses angoisses et qui le rassure. Auparavant, il avait eu un autre ami, étudiant en médecine, qu'il avait beaucoup estimé : un couple de deux semblables toutefois pas dans la même position ; mais cette relation s'est mal terminée. Notons que la situation de transfert se jouait déjà là et on va voir que l'homme aux rats va mettre Freud dans cette position de l'ami Guttman : l'obsessionnel choisit un semblable (quelqu'un de suffisamment semblable à lui) mais qui est en possession de quelque chose d'énigmatique dont il est lui-même dépourvu ; il va essayer de l'avoir et éventuellement il va essayer de détruire ce semblable. Avec cette ambiguïté que s'il le détruit, il perd aussi ce que le semblable apportait avec lui…

On va voir toute une dramatisation par Freud en fonction de ce côté-là, une dramatisation de la place où l'homme aux rats a placé Freud : Freud essaye de lui donner, de lui prouver, l'homme aux rats au contraire essaie de supprimer Freud. Dans n'importe quelle analyse se rencontre cette situation dans laquelle on confie à un semblable ses secrets et on attend de lui qu'il donne un objet dans une certaine ambivalence. L'obsessionnel va jouer du petit autre et du grand Autre ; l'analyse commence avec l'ami Guttman qui tranquillise Ernst ; sa relation avec cet ami est importante ; ce n'est pas le rat le cœur de l'affaire.

b) la sexualité infantile

Freud dit qu'« *il poursuivit sans transition* » bien que dans les notes, Ernst L. relate des histoires sexuelles de carabins que, encore jeune, il n'avait pas bien comprises ; c'est la transition qui l'amène à parler de sa vie sexuelle. *L'activité sexuelle prématurée n'est jamais absente dans la névrose obsessionnelle.* Pas la vie sexuelle actuelle qui peut sembler tout à fait normale, mais la vie sexuelle infantile : ici avec deux gouvernantes qu'il touche et regarde au bain ; il avait beaucoup de curiosité et de tension en attendant le moment de pouvoir regarder. Freud a cru remarquer une tendance homosexuelle parce qu'il utilise un prénom masculin pour une femme.

Intervenant : C'est chercher loin et c'est rapide…

On peut avoir une lecture critique….ce côté « homosexuel » pourrait être noté d'emblée au début du traitement, dans l'ascendant de ses amis, ou dans les paroles d'une autre bonne, concernant des choses sexuelles interdites : *« avec le petit… »* Ernst est mis en rivalité avec un autre du même sexe, son frère plus jeune, favorisé par rapport à lui, là il y aurait un lien homosexuel.

Remarquez qu'on ne touche là à aucun traumatisme. Quelque chose s'est passé au niveau d'une parole, comprise et interprétée d'une certaine manière par le petit garçon.

Intervenant : Comment un enfant de 6 ans peut-il avoir des souvenirs aussi complexes avec des opinions sur des adultes : elles n'étaient pas très intelligentes….

Mais ses souvenirs sont réélaborés à la puberté, il n'y a pas de souvenir pur ; il n'y a pas de traumatisme matériel mais des paroles qui peuvent être traumatisantes, ré arrangées à un âge proche de l'âge adulte ; ce sont des commentaires après coup.

203 *Il a souffert d'érections à 6 ans et est allé un jour près de sa mère pour s'en plaindre* ; c'est une souffrance à cause de la contrainte des idées qui accom-

pagnent cette manifestation et du fait que ses parents savaient ses pensées (quelque chose se jouait à son insu du côté du savoir, savoir présupposé à ses parents et plus tard présupposé à Freud au moment de l'entretien préliminaire).

Je vois là le début de ma maladie, dit Ernst. Mais pour Freud, c'est déjà la névrose de contrainte complète[2] qui va donner le noyau et le prototype de tout ce qui va suivre et qui va nous permettre de comprendre la souffrance actuelle. Pourquoi complète ? Freud le développe sous la forme du plaisir et désir de regarder ; l'homme aux rats parle de la dimension du *Wunsch,* le désir qui est l'origine de la contrainte et en même temps ces impulsions et désirs de regarder sont déjà contrés par autre chose ; on a noté un côté de souffrance, et l'amertume d'une parole humiliante entendue : le côté désir et accomplissement de désir et le côté défense contre ce désir. Le caractère proprement dit de contrainte n'est pas encore développé comme il pourra l'être plus tard : si le conflit est déjà là, le sujet peut encore s'inscrire dans le conflit, être présent à ce plaisir même s'il y a la défense.

A côté du désir obsédant se trouve une crainte obsédante. Les appréhensions se présentent avec une imprécision caractéristique de la névrose de contrainte ; cette imprécision est le déguisement de quelque chose de précis sous forme de généralité. *« J'avais en éprouvant ces désirs un sentiment comme s'il devait arriver quelque chose si je pensais cela ».* Freud ramène au concret en demandant un exemple : cet exemple est l'élément originel et principal qui est la cause du conflit dès le début : *« la crainte que mon père ne meure ».* Mais le père est déjà mort !

---

[2] 205 b : une pulsion érotique et un mouvement de révolte contre elle, un désir et une appréhension à lui opposée, un affect pénible et une tendance à des actes de défense.

Intervenant : Le désir œdipien de tuer le père ne serait-il pas retourné ici en crainte que son père ne meure ?

Je crois qu'il faut éviter des interprétations anticipées sinon nous allons faire des ré interprétations.

Intervenant : Mais cela me semble tellement clair ici

Je pense précisément qu'il ne faut pas voir ça comme ça, c'est la chose dont il faut s'abstenir : c'est tentant quand on a un petit schéma œdipien de le plaquer dessus mais c'est avec cela que Freud n'est pas d'accord et c'est précisément un point de désaccord avec Jung qui réinterprétait en fonction d'archétypes. Freud ne le fait pas ici pourtant on sait à quel point il tenait à son complexe d'Œdipe. C'est une question méthodologique de ne pas se précipiter sur des ré interprétations en fonction de schémas classiques. Peut-être est-ce le cas mais si on le dit soi-même on ne saura jamais si l'analysant l'aurait dit lui-même, ce qu'il en est réellement. Cela aura des autres conséquences. Tenir compte du texte pour ne pas tomber dans le travers de coller des schémas.

Et quand l'homme aux rats vous dit qu'il craint que son père ne meure, il ne faut pas dire que sa crainte n'a pas d'objet, il le sait. Vous voyez à partir de là que l'histoire de la réalité psychique ne se base pas sur une réalité physique mais sur un monde de fiction et un monde de fiction qui perdure au-delà même de la péremption dans la réalité ; cette réalité psychique (la crainte que son père ne meure) perdure encore plus violemment que son père est déjà mort : c'est le monde de la fiction qui continue à déterminer le destin de l'homme aux rats. Lacan fera de la mort du père un espèce de cheval de bataille pour montrer que c'est du côté de la fiction que ça se passe. Lacan se base sur ce cas (mais avec des erreurs) et insiste sur le fait qu'on peut avoir la crainte de la mort du père même si le père est déjà mort, problème qui peut déterminer la vie de l'analysant ; donc quand un analysant a des problèmes avec ses parents, la mort réelle de ceux-ci ne résoudra rien. Il vaut mieux travailler ce problème au plus tôt au mieux.

Pourquoi une amnésie jusqu'à la 6ème année ? Parce qu'il n'y a pas eu de refoulement proprement dit, de séparation entre su et non-su, les choses coexistent encore et c'est l'ensemble qui est oublié. Après 6 ans, il y a des souvenirs qui sont cloisonnés, des souvenirs écrans, des petites images pas dangereuses puisque, grâce au refoulement, on ne sera pas trop impliqué dans le souvenir qui vient là. Le but de l'analyse n'est pas de récolter des souvenirs mais de remémorer des choses de telle sorte qu'elles puissent devenir actives, qu'elles puissent être présentifiées actuellement. L'occasion qui amène l'homme aux rats chez Freud ne peut pas être mise en évidence immédiatement. Freud va essayer de réactiver les premiers souvenirs et va plutôt provoquer une remémoration : le patient va ramener quelque chose de ses trois ans qui n'est pas un souvenir, qu'on lui a raconté mais qui le tracasse.

c) la grande appréhension de contrainte : l'histoire du supplice des rats, ses tenants et aboutissants (2ème et 3ème séances).

Séance 2

§ 1 Quelle est l'occasion qui a amené l'homme aux rats chez Freud : nous sommes tout de suite dans la contrainte c'est-à-dire la défense contre le désir. Dans la première séance, Ernst L. parle pendant ½ séance du *désir* (qui est le désir de voir et toucher les gouvernantes), et pendant deux séances de la crainte qu'il n'arrive quelque chose de précis aux deux personnes aimées : *la défense contre le désir*. Il faut essayer de rentrer dans l'architecture compliquée de l'obsessionnel qui fait qu'il ne parle pas spécialement du vrai problème ; pour l'homme dit aux rats, le supplice aux rats n'est pas le principal mais ce récit a par rapport à l'ensemble de son histoire une place qu'il nous faut retrouver pour saisir cette architecture de la névrose de contrainte.

Ernst Lanzer est rappelé comme réserviste à des manœuvres militaires. C'est un intellectuel et il va prouver qu'il peut « endurer » des exercices physiques. Il raconte que lors d'une halte il perd son lorgnon (c'est un acte manqué qui nous renvoie à *Psychopathologie de la vie quotidienne*) Pourquoi cet acte manqué ? Suite à une discussion lors de cette halte avec un capitaine tchèque qui parle de ses méthodes d'éducation viriles et cruelles (bastonnade) et raconte le supplice des rats. Ernst L. en voulant prouver qu'il peut endurer une épreuve a déjà posé le cadre de toute son histoire face au capitaine cruel, raison pour laquelle le supplice prend une telle importance.

§ 2 Dans son récit du supplice, l'homme aux rats demande à Freud de lui faire la grâce de ne pas en raconter les détails. Freud ne peut pas lui épargner cette difficulté mais lui apporte son aide dans son récit du supplice. Il ne suffit pas de raconter vaguement de quoi il s'agit.

§ 3 *On remarque sur son visage une expression composite où je ne peux voir que l'horreur devant son plaisir à lui-même inconnu.* Freud perçoit ce qu'il nous a dit qu'était la contrainte : l'élément de plaisir inconnu à Lanzer et l'horreur devant ce plaisir ; de nouveau une expression composite qui correspond à la nature composite de la névrose de contrainte.

Ernst est agité et a l'appréhension que le supplice n'arrive à une personne qui lui est chère. Freud devine que c'est la dame vénérée qui doit être la victime. L'homme aux rats a parlé en termes de « représentation », mais Freud note que le terme exact *Wünsch* qui explique le désir est caché derrière la censure. L'explication de ce qu'est la névrose de contrainte : un désir contrecarré par une censure. Freud veut trouver l'articulation de cette censure avec le désir.

§ 4 Il y a mise en place de la défense puisque Freud et Lanzer ont touché à quelque chose du désir interdit. Ernst utilise la formule Aber avec un geste de rejet, pour se défendre contre ces *deux* idées que le supplice n'arrive à *une* personne qui lui est chère (pourquoi un pluriel ?). Par rapport à la défense, à la première censure, il y a une deuxième censure qui combat la défense : c'est une sanction : *En même temps que l'idée, il y a la sanction c'est-à-dire la mesure de défense à laquelle il doit obéir pour empêcher un tel fantasme de se réaliser,* Aber et quelques paroles 207 d.

Désir
Défense
Sanction contre la défense et on peut continuer….

§ 5 Le pluriel : l'autre victime de la punition serait le père, mais le père est mort. L'appréhension est encore plus insensée que la première mais reste pour autant. Ceci pour la première histoire avec le capitaine tchèque partisan de bastonnade : le récit du supplice des rats raconté lors d'une halte a donné lieu à l'appréhension de l'application du supplice à deux personnes chères, le père et la dame de ses pensées.

§ 6 L'acte manqué de perte des binocles a une suite. Le capitaine lui remet de nouveaux binocles qui ont été commandés et viennent d'arriver et ordonne à Ernst de rembourser le sous officier qui a payé pour lui à la poste. Ce deuxième matériel va servir à la sanction (et à la contre-sanction..) c'est-à-dire à ce qui va empêcher que la punition aux rats (ne) se réalise.

§ 7 C'est de plus en plus compliqué. Il y a une série de niveaux qu'il faut savoir distinguer : le premier souhait, la représentation de contrainte, la sanction qui va être dans un premier temps ne pas rendre l'argent comme le capitaine l'a demandé, puis le serment qui dit qu'il faut rendre l'argent ; on a une série de contraintes qui se suivent, mais qui ont des valeurs différentes puisque ce sont des contraintes contre des contraintes, qui s'opposent les unes aux autres. C'est difficile à suivre et on ne sait pas où on en est.

§ 8 Dans ces états de défense différents, ce qu'il est important de situer, c'est le désir qui est le moteur de ce mécanisme. Freud l'a noté dans l'expression de jouissance mêlée d'horreur. C'est aussi pourquoi il est indispensable de raconter l'histoire : le désir doit être présentifié dans le récit surtout pour les choses qu'on préférerait ne pas devoir raconter.

209 a *...je n'étais pas cruel comme le capitaine...* La position de Freud disant qu'il n'est pas cruel peut être problématique puisque l'homme aux rats le prend pour quelqu'un de cruel : pendant la séance, *dans un état de stupeur et de confusion,* il se lève et appelle Freud mon capitaine. On ne peut pas éviter cette cruauté puisque cette affaire ne peut être liquidée en psychanalyse seulement dans la représentation mais dans le transfert c'est-à-dire dans la présence de la chose : pas en effigie ou *in abstentia.*

(Même si Freud semble vouloir prendre la place d'un bon père,) il faut que l'homme aux rats considère que Freud est cruel.

Intervenant : Je ne vois pas bien la différence entre défense et sanction ...

§ 9 La défense se forme contre le désir : on voit la crainte que le supplice des rats ne soit appliqué au père et à la dame. La sanction : il faut trouver un système pour que la défense n'ait pas lieu. Puis une contre sanction pour se débarrasser de la sanction…

Intervenant : Est-ce le fait de le raconter qui change les choses ?

Le fait de raconter, mais avec tout ce que cela implique : ce supplice et tout ce que Ernst a vécu avec le capitaine est représentifié dans la situation de la séance, il ramène par la parole l'essentiel de sa vie en présence de l'analyste.

Séance 3

§ 10 209 c Ernst reprend le récit pour y voir clair et il termine par les sanctions : il ne faut pas rendre l'argent pour que le supplice ne se passe pas. Rendre l'argent est le serment de contrainte (la sanction). Ce renversement peut se faire parce qu'il y a un grand désir et une aussi grande défense contre ce désir ; ces deux positions sont investies en même temps. L'homme aux rats doit faire le discours de clôture des manœuvres militaires mais il est distrait, des arguments et des contre arguments se livrent bataille dans sa tête.

§ 11 Ceci arrive parce qu'au départ, il y a un présupposé inexact : le capitaine, ignorant que c'est la postière qui a avancé cet argent, donne l'ordre à Lanzer de rendre l'argent au lieutenant A. Son scénario tourne autour de cette défense que rend présente le capitaine cruel ; c'est parce que cet officier est pour les bastonnades et les châtiments corporels que le supplice des rats prend tellement d'importance ; ce capitaine n'est pas un semblable, mais un supérieur qui donc en *sait* davantage : son savoir qu'il faut rendre l'argent au capitaine (même s'il est faux) fait donc son chemin : *ex falso sequitur quod libet* : à partir de cette erreur, n'importe quelle position sera toujours vraie.

Le combat qui se passe en lui est une lâcheté contre une lâcheté : c'est trop facile d'exécuter le serment. Il s'agit toujours d'endurer quelque chose contre quelque chose d'autre. Il demande à un lieutenant d'aller rendre l'argent pour lui mais cet officier est introuvable ; s'ensuivent diverses péripéties pour descendre du train ou rentrer à Vienne, toujours un combat intense entre différentes tendances. C'est le destin qui a pris position. Il est trop tard, il arrive à Vienne et va voir son ami.

§ **12** *Irait-il voir un docteur qui lui ordonnerait de rendre l'argent à la postière ?* Mais Ernst L. sait que l'ordre du capitaine cruel n'a pas de consistance puisque basé sur une erreur. Cet ordre dans la fiction va déterminer toute son appréhension (du supplice). Que faire ? N'importe quelle solution est aussi lâche que l'autre. *L'important est la position (supérieure) du capitaine dès le début de l'histoire qui va déterminer toute la suite, face à qui l'homme aux rats lors du début des manœuvres militaires est dans une position telle qu'il doit endurer la bastonnade, les souffrances…*

Intervenant : Quelle est la différence entre cette histoire et un délire ?

Freud ne le spécifie pas. Mais est-ce intéressant de le faire ? Je ne suis pas partisan de pousser les choses dans le sens de différencier des structures, de forger une classification. Ce dont il est question ici, c'est de voir qu'il y a une réalité psychique faite de fiction qui détermine notre destin ; il n'y a pas lieu de croire que c'est typique de l'obsessionnel. Mais c'est à nous de nous y retrouver nous-mêmes, de reconnaître que notre vie est déterminée par cette dimension de fiction même si nous ne produisons pas les mêmes délires que l'homme aux rats ; tout être « normal » et susceptible d'être pris dans quelque chose de ce genre et je ne ferai pas de collage d'une pathologie préétablie. Je ne prends pas la question.

Intervenant : Je trouve remarquable l'attention que Freud apporte au récit de son patient alors que c'est tellement confus et compliqué.

Je pense que c'est possible pour Freud parce qu'il a lui-même son interprétation de ces contraintes, défenses, sanctions en fonction du désir qu'il repère chez celui qui parle ; il y a une très grande présence pour Freud de celui qui parle ; ce qui importe pour Freud c'est le désir premier de l'analysant, premier, c'est-à-dire avant ces renversements de contrainte et de contre coups. Le désir ne se réduit pas à une simple sanction, Freud note qu'il y a cette jouissance chez l'analysant.

Intervenante : Quel est le désir ?

Il reste non dit mais est présent dans l'histoire du cas, dans l'agitation de l'homme aux rats, dans ce que Freud note…

Intervenante : Il veut, il ne veut pas, tout est tout le temps en train de se déplacer, tout semble mélangé…

J'ai mis des niveaux dans un but didactique ; on ne peut pas les distinguer comme ça ni les mettre ensemble et on ne peut pas exposer le cas de façon claire ; aucun analyste n'est capable d'exposer un cas clairement, sinon à le simplifier, à la mettre dans des généralités. Le cas est automatiquement en train de se déplacer et si on le cadenasse, on n'a plus rien.

Intervenant : Le supplice au rats serait une sanction pour les tendances homosexuelles ?

Ce côté anal n'est pas le plus important dans l'histoire du cas ; on risque de faire des ré interprétations trop rapides en disant : c'est anal, c'est le complexe d'Œdipe. Ce qu'il y a d'important, c'est l'attention avec laquelle Freud suit l'homme aux rats ; réinterpréter, on peut toujours le faire, mais alors la présence de ce que dit l'autre est perdue, il n'est plus là ; on l'a mis dans une boite avec une étiquette. On rentre dans les généralités qu'il s'agit précisément d'éviter : c'est le mouvement inverse de celui de l'analyse.

Intervenante : Il ne s'épargne pas…

Sa façon de se torturer intéresse plus Freud qu'un classement nosologique qui dirait que c'est de l'érotisme anal. Cette pensée qui travaille et qui est si proche de notre pensée à nous.

Pour quelqu'un qui rentre dans le processus de la réalité psychique, ce n'est pas délirant de dire à quelqu'un dont le père est déjà mort, qu'il faut que son père meure si ce père garde un pouvoir éternel. La question est précisément de cette éternité de l'inconscient qui est insensible au temps, à l'usure du temps.

Dans la névrose quelque chose de positif se joue, toute sa sexualité mais ce n'est pas le mode idéal….

(2) Séminaire du 3/12/01

On entend dire que la névrose obsessionnelle est due à une tendance homosexuelle refoulée. C'est une formule qu'il faut absolument remettre en question parce qu'elle est dangereuse et propice à des interprétations sauvages. On rencontre dans la clinique des obsessionnels qui viennent avec des doutes et demandent que l'analyste entérine leur homosexualité soi disant refoulée. Or ils ne sont pas homosexuels : ils viennent faire cette demande pour jouer leur partie dans une scène où ils demandent l'avis d'un autre. Cette démarche n'est pas « obsessionnelle », c'est la situation même de l'analyse qui est en jeu : quiconque va voir un analyste, c'est éventuellement pour être entendu d'un autre point de vue que celui dont il s'entend lui-même.

Par contre, quelque chose est indiqué dans l'engagement même du traitement quand l'homme aux rats raconte qu'il a un ami et qu'il va lui raconter ses ennuis, ses contraintes, ses obsessions et que ce dernier le calme et le tranquillise. L'homme aux rats a devant lui d'abord un semblable, un condisciple mais de ce semblable, il attend quelque chose de plus : par exemple de l'ami Guttman, il attend la solution de ses contraintes. Autrement dit, le petit autre que l'obsessionnel a devant lui a quelque chose du grand Autre, celui dont on attend la vérité. Ceci nous apprend quelque chose de beaucoup plus précis sur l'obsessionnel que « l'homosexualité refoulée » sans d'ailleurs beaucoup de sexuel ; notez cette structure qui est là dès l'engagement du traitement c'est-à-dire le rapport de l'obsessionnel vis à vis d'un petit autre, rapport suffisamment ambigu et chargé d'autres dimensions pour que cet autre soit mis en position de grand Autre, de celui qui dit la vérité.

L'obsessionnel va jouer sur l'un et l'autre tableau pour son interlocuteur privilégié mais aussi pour lui-même : la place de l'obsessionnel ne se situe pas simplement sur un seul terrain, celui du semblable avec qui il joue une pièce où il y met du sien pour rentrer dans des jeux de rivalité de façon imaginaire. En même temps, il va se mettre à une place où il tient la position de la vérité et de là il va pouvoir regarder et remettre en question lui-même sa propre position imaginaire sur la scène d'un jeu entre deux petits autres, entre deux personnages qui tiennent chacun un rôle.

d) Introduction à l'intelligence, la compréhension de la cure (4ème à 7ème séances)

Ce chapitre termine les transcriptions de séances par Freud.

§ 1 211 e *La technique psychanalytique enjoint au médecin de réprimer sa curiosité c'est-à-dire de laisser le patient libre de décider par quoi il va commencer et les thèmes qui se succèdent.*

C'est la première fois que Freud emploie cette technique aussi vais-je vais vous indiquer ma lecture pour vous exposer ce qui se passe dans une analyse et vous inciter à y réfléchir. C'est en laissant l'analysant libre de dire n'importe quoi qu'on va s'introduire dans l'intelligence et la compréhension de la cure. Ce qui peut sembler étonnant : il y a donc une conjonction entre le dire de l'analysant et la compréhension de la cure, le théorie psychanalytique. Avec uniquement une théorie, on ne comprendrait pas l'homme aux rats ou avec une suite de séances qui seraient aléatoires, on ne comprendrait pas non plus la cure. Schématiquement, on va voir ces quatre séances avec quatre registres différents qui peuvent résumer à eux seuls l'essentiel d'une analyse. La première séance (4) traite de la déformation, la séance 5 tourne autour de l'inconscient, la séance 6 traite du souhait et de la présence de ce souhait, la séance 7 étudie la résistance.

Ces quatre traitements théoriques de quatre séances concrètes correspondent aux processus primaires :

Déformation : déplacement d'un affect d'une représentation sur une autre (chagrin pour un oiseau mort au lieu de la perte d'un être cher)

Condensation : l'inconscient est indestructible ; il va soutenir, investir et se condenser sur certaines représentations pour donner une force à ces représentations : un élément représentatif — un va servir à condenser différentes choses de l'inconscient.

Souhait : en tant qu'il reprend la dimension de la sexualité ; Freud livre une sorte de combat avec l'homme aux rats pour lui démontrer que son affaire est la présence d'un souhait ; un souhait n'est pas seulement une représentation mais correspond à la présentification (figurabilité est une traduction erronée de *Darstellung*). La question est comment rendre *présente* la dimension du souhait.

Résistance : ou la question du bénéfice secondaire[3] ; l'homme aux rats jouit de ses symptômes ; c'est aussi l'élaboration secondaire : comment, avec tout ce qui se passe, Ernst L. va-t-il se débrouiller dans la réalité concrète.

Les séances	Les processus primaires
Déformation Inconscient Souhait /présentification Résistance	Déplacement Condensation Présentification Elaboration secondaire

J'ai mis les séances en parallèle avec les fonctions que sont les processus primaires, pour montrer que la cure suit exactement le *travail du rêve*. La lecture d'un cas de Freud, ou d'une psychanalyse, suppose la connaissance de la mécanique du rêve, puisque le rêve est un travail, un travail de pensée qui enclenche ces processus primaires.

Voilà le fil que je vous propose de suivre pour écouter ces quatre séances et les faire travailler dans une lecture à vous. Le travail de la lecture (travail de la cure, travail du rêve) doit être de même type et nous aider à rentrer dans le travail propre à l'inconscient, celui des processus primaires.

Séance 4 : la déformation

L'homme aux rats fait le récit de la mort de son père, 9 ans auparavant. Lanzer se fait des autoreproches : prenant un peu de repos, il n'avait pas répondu lorsque, mourant, le père l'avait appelé. Il

[3] Les bénéfices secondaires sont des satisfactions directes ou indirectes qu'un sujet tire de sa maladie ; ils participent à la résistance.

ne réalisa pas réellement la perte de son père jusqu'à ce que, 18 mois plus tard, la mort d'une parente fut l'occasion du retour du reproche qui devint un tourment ; il se crut un criminel et éprouva une grave inhibition dans son travail ; sa seule aide fut son ami qui le tranquillisait.

Pour Freud, il ne faut pas déculpabiliser le patient, c'est lui qui a raison (et ses raisons) de se croire un criminel : le reproche est toujours justifié ; par contre, une mésalliance entre le contenu de la représentation et l'affect donne une apparence d'exagération ; il faut chercher le vrai contenu inconscient ; ici, la mort du père est remplacée par celle de la parente.

La pulsion ne se manifeste que par la représentation et l'affect. L'affect est toujours justifié et peut être déplacé sur une représentation autre que celle qui fut sa cause. Lors du refoulement, l'affect peut être soit transformé (en angoisse par exemple), soit converti (en symptômes somatiques), soit déplacé ; ici, c'est le déplacement qui est employé. Pourquoi une autre représentation vient-elle ? La représentation première (mort du père) auquel l'affect est lié est refoulée et l'affect, libéré, cherche un contenu qui convienne plus ou moins (le crime contre la tante convient d'autant mieux qu'il n'a pas eu lieu).

Cette séance est toute entière nouée autour de la déformation et du déplacement qui est le premier processus primaire.

Intervenante : Pourquoi y a-t-il déplacement, ou angoisse, ou conversion ? à cause de dispositions somatiques ?

La raison pour laquelle telle personne devient obsessionnelle ou hystérique n'est pas importante ; en tous cas, la porte d'entrée dans le texte que je vous propose réside dans le mécanisme général de l'inconscient et de l'analyse que sont les processus primaires.

Séance 5 : l'inconscient

La cinquième séance est une grande discussion de Freud avec Ernst L. *De quelle façon l'explication que la culpabilité est justifiée pouvait-elle avoir une action curative ?* Ce n'est pas curatif de se culpabiliser... Freud lui répond qu'il s'agit de découvrir la représentation inconsciente immuable et éternelle à laquelle est attaché l'affect. Mais si on découvre une haine immense, que va-t-il se passer ? En faisant monter les mauvaises tendances chez celui qui fait une analyse, ne va-t-on pas avoir des catastrophes ? 213 e *« Il est dans la nature de ces choses que l'affect se surmonte pendant le travail même.»* La pratique dit que ce n'est pas la découverte des mauvais penchants qui fait les criminels, au contraire, c'est la non-découverte de ces penchants. Donner libre cours aux mauvaises pensées est le but de la psychanalyse.

J.P. Beine : Freud ne fait pas que laisser parler le patient, il intervient de manière très active avec des explications et des constructions et la séance commence sur les réactions du patient aux explications de Freud.

On voit comment la construction de Freud tient le coup dans ce que dit l'homme aux rats. Dans cette cinquième séance, il semble que c'est l'homme aux rats qui invente l'inconscient.

Il n'y a de reproches que par violation des lois morales personnelles, dit Ernst L. C'est sa propre affaire à lui, ce n'est pas une loi morale extérieure. C'est un être moral comme les obsessionnels en général. Il en arrive à la conclusion qu'il est un être dissocié et scindé. Un sujet divisé entre un être moral et un inconscient amoral. Il découvre que c'est dans son enfance qu'il a fait des choses mauvaises ; c'est maintenant qu'il comprend cela. Le rapport de l'inconscient avec l'infantile ; *l'inconscient est une partie de notre personnalité qui dans l'enfance s'en détache, n'en suit pas l'évolution ultérieure et qui est pour cette raison re-*

foulée : l'inconscient est à la fois une dissociation et l'infantile en nous.

Refoulé, il est hors du temps et donc indestructible. Il va surinvestir continuellement les pensées conscientes de tout son poids : la condensation suppose qu'une représentation en rassemble deux et qu'au moins une des deux représentations soit chargée de l'inconscient. Il manque une des caractéristiques de l'inconscient.... que Freud ne lui dit pas.

Séance 6 : souhait et présentification

Les parents devinaient ses pensées (205 c). 214 e Il aimait une fillette ; *mais elle n'était pas aussi tendre avec lui qu'il l'aurait souhaité ; l'idée lui vint alors qu'elle serait plus affectueuse pour lui s'il lui arrivait malheur...*Quel malheur ? demande Freud. *La mort de son père* ; voilà le souhait[4]. Mais non, dit l'homme aux rats, *c'est un simple enchaînement d'idées*. Pourquoi alors s'en défend-il ? Sa répugnance serrait-elle exclue dans un autre contexte ? *Si mon père meurt, je me suiciderai sur sa tombe*. Il ne se rebelle plus *mais n'abandonne pas son opposition*.

Freud coupe court et n'insiste pas (il risque de renforcer la résistance), mais il pense que ce souhait de mort du père est antérieur à l'histoire de la fillette. Chaque fois que Ernst L. raconte des oppositions entre sa dame et le père, un souhait est en jeu alors qu'il affirme que ce n'est qu'une pure idée sans affect : on est dans la mécanisme du refoulement. L'angoisse de Ernst L. de perdre son père correspond à un souhait plus ancien, à une période infantile ; *non, j'adorais mon père*. Freud explique : l'amour est toujours accompagné de haine *et l'amour intense va de pair avec la haine refoulée*. Ce souhait

---

[4] Un souhait a une autre présence qu'une crainte ou une représentation

n'est pas simple mais dialectique ; l'amour de Ernst L. pour son père est en même temps haineux.

216 c Quelque chose paraît étrange : le prétendu grand amour pour son père *n'a pas pu éteindre la haine comme c'est habituellement le cas entre des pulsions opposées* ; peut-être même l'amour empêche-t-il la haine de devenir consciente. D'où vient cette haine pour le père ? Du fait que d'après Ernst, son père « devinait » ses pensées quand il était petit garçon ? *il faut admettre qu'elle est liée à une cause qui la rendait indestructible. Et elle continue son existence dans l'inconscient dont elle peut resurgir parfois comme un éclair.* Ernst L. n'est pas convaincu mais demande *pourquoi cette « idée » est elle intermittente* ? Notons que ses objections le font avancer dans la résolution de la question ...

217 b *Quand quelqu'un pose une telle question, sa réponse est prête,* fit Freud, sans en dire plus. *Mon père et moi étions les meilleurs amis du monde, sauf dans de rares domaines* (lesquels ? se demande Freud qui attend.) Puis il parle de sa dame vénérée mais non désirée : *il n'a pas un élan sensuel pour sa dame comme il en avait dans son enfance.*

Intervenante : Il ne la reconnaissait pas comme femme ?

Il ne faut pas lire le texte comme le récit d'un vécu, il y a quelque chose de dialectique qui se joue entre Freud et Lanzer dans le transfert : c'est une parole, pas simplement une narration (ce n'est pas le réel) et cette parole sera étayée par des rêves : il faut suivre le texte.

L'homme aux rats ne dit pas qu'il n'arrive pas à la voir comme une femme — ce qui est s'écarter de la cure et plaquer n'importe quelle explication en fonction de théories qu'on a — mais il dit qu'il n'a pas de désir sensuel : là, on peut envisager qu'il y a sans doute un refoulement. Freud entend que son patient touche à la question de la sexualité : il a eu des désirs sensuels mais par rapport auxquels il a ressenti son père comme perturbant : c'est la position du père qui est en cause, le père qui a paru gênant. *Il a trouvé le troisième caractère important de l'inconscient* : la sexualité infantile et les interdits.

Pourquoi y a-t-il des pauses dans l'idée de la mort du père ? Freud répond : parce que la sexualité n'est pas constante : elle évolue par poussées ; elle est en deux temps et l'hostilité se réinstalle quand il y a des poussées de sexualité, quand il y a des souhaits amoureux qui sont intenses notamment vis à vis de cette dame. Les sentiments amoureux et sensuels sont inconscients, refoulés, ce qui fait que la rencontre de la dame fait ré apparaître les sentiments hostiles pour le père.

Freud tient bon sur le fait que c'est un souhait et pas seulement une représentation, c'est quelque chose qui est présent et pas une simple idée un peu lointaine ; même si l'homme aux rats le conteste, Freud soutient que c'est bien avec cela qu'il se bat.

Pourquoi n'arrive-t-il pas à décider que l'affection qu'il a pour son père n'est pas un obstacle à son amour pour sa dame ? Je réponds qu'il n'est guère possible de tuer quelqu'un in abstentia, dit Freud. Qui est absent ? le père déjà mort, peut-être mais surtout le père de l'enfance qu'il est difficile de tuer à 21 ans. C'est le souhait de mort envers le père, celui qui a réprouvé quelque chose de la sexualité, le père perturbateur de l'enfance et ce souhait est refoulé et conservé.

Selon la conception de Freud : le progrès de la cure ne peut se faire que dans la présence, la présentification, 3ème processus primaire.

Séance 7 : résistance

Ernst L. reprend le même thème : il ne peut pas avoir souhaité la mort de son père ; il évoque alors une nouvelle où une femme souhaite la mort de sa sœur par désir pour son beau-frère et se suicide pour avoir eu de telles pensées ; Lanzer la comprend très bien : lui même ne mérite pas autre chose que la mort — par là admettant un peu malgré lui qu'il a bien eu des idées criminelles, des penchants haineux. *Leurs souffrances procurent aux malades une certaine satisfaction de sorte qu'ils se défendent contre la guérison ;* Freud rappelle au patient les bénéfices secondaires qui sont des résistances à avancer dans le sens de son désir.

218 c *Il cite Nietzsche : « j'ai fait cela », dit ma mémoire* — je reconnais une faute — *« je n'ai pas pu faire cela » dit mon orgueil qui reste implacable. Enfin, c'est ma mémoire qui cède.*

Or, ma mémoire n'a pas cédé, déclare Ernst L.

C'est précisément parce que vous tirez une satisfaction de vos remords...

Il en tire plaisir même sous la forme qu'il mériterait la mort.

Freud ne renonce pas à ce souhait de la mort du père et engage les choses du côté de la résistance, en partant du récit d'agression contre son jeune frère avec qui Ernst L. avait été en rivalité : *si vous gardez le souvenir d'une action qui vous est si étrangère, vous ne pouvez nier la possibilité d'une chose semblable à l'égard de votre père, en des temps plus anciens, mais dont vous ne conservez plus le souvenir.*

Ernst L. n'enchaîne pas sur le passé mais *se rappelle des motions vindicatives contre sa dame* en des temps récents ; ces motions de vengeance étaient d'emblée présentes dans la première séance. Il trouve lui-même son comportement vindicatif lâche, tout comme l'attentat contre son frère. Ce côté de lâcheté s'est révélé notamment en rapport avec « il faut endurer » et dans ses contraintes par rapport à la somme d'argent à rendre. Sa maladie s'est aggravée depuis la mort de son père (à cause du souhait inconscient ?) : *la maladie est l'expression pathologique du chagrin,* répond Freud.

A la fin d'un premier tour de l'histoire de la maladie, nous découvrons ces quatre registres qui sont illustratifs non pas seulement de ce cas mais de la progression de la cure et du travail de l'inconscient en général. Après cette introduction à la compréhension de la cure, nous allons voir comment comprendre

e) quelques représentations de contraintes et leurs traductions

En fonction de la structure même de la névrose de contrainte qui est :

- un souhait : — la présentification, le cœur même de la névrose
- la défense contre ce souhait : par deux processus : condensation et déformation
- la défense secondaire : élaboration secondaire (défense contre la défense).

Que ce soit par le biais des 4 séances (déformation, inconscient, souhait /présentification, résistance) ou celui des 3 niveaux de la construction de la névrose obsessionnelle, on retrouve les processus primaires.

§ 1 Il s'agit de rendre les représentations de contrainte compréhensibles malgré leur apparence d'insolubilité. On y parviendra *en faisant une corrélation temporelle des obsessions avec les événements de la vie du patient,* en tant que c'est le patient qui va raconter son histoire à partir de la première occurrence de la représentation de contrainte.

Quelques exemples sont tirés du rapport déjà ambivalent (amour et haine) de Lanzer vis à vis de la dame : deux exemples du désir d'assassiner le gêneur entre lui et sa dame. Une ambivalence vis à vis d'elle de protection / agression, et, suite à ses propos ambigus, une compulsion à comprendre. Freud essaye de spécifier ce qu'est ce souhait double, d'amour et de haine.

Deux impulsions : ses impulsions au suicide sont la jouissance de quelque chose qui est l'envers d'une pulsion de meurtre. Meurtre sur soi ou meurtre sur l'autre. Dans l'histoire de la cure, Ernst L. parle de ses impulsions une première fois lors de la séance préliminaire (l'impulsion à se trancher la gorge... lorsque sa dame est retenue près de sa grand mère) et une autre fois lors de la dernière séance : en villégiature, sa dame s'occupe trop de son cousin Dick et pour « tuer le gros », Ernst se comporte de façon dangereuse (pour maigrir), et a des impulsions à se jeter dans le vide — pour se punir de son intention de tuer Dick.

Freud cite Dick comme mot de passe, comme signifiant parce que ce mot détermine la conduite, et marque la réalité de l'homme aux rats de son empreinte (la trouvaille a été peu appréciée par l'intéressé, disent les notes de Freud !).

222 b <u>protection</u> : protéger sa dame pour que rien ne lui arrive — en réalité pour la protéger du coup qu'il souhaite qu'elle reçoive. La protéger en retirant la pierre de la route : le désir premier est que la voiture se renverse ; il y aura ensuite une défense contre le défense : il remet la pierre.(223 e)

222 c <u>comprendre</u> : s'efforcer de comprendre : l'exacte caricature de certains analystes qui prennent des syllabes du discours des analysants pour en faire quelque chose qui convient... à l'analyste.

222 e <u>désavouer</u> : Lanzer (se comportant comme un amoureux transi) a été désavoué par sa dame en société, ce dont il est furieux ; — *pour le préserver du ridicule,* dit-elle, mais Ernst n'est pas convaincu : il y a à la fois amour et haine pour la même personne ; il voudrait pouvoir accepter l'explication de sa dame (et laisser libre cours à l'amour) mais la contrainte aboutit au doute : la restitution exacte de ce qu'il a entendu n'est pas ce qu'elle a dit, donc, elle l'a bien désavoué et la haine est justifiée. A partir de ce mélange de sentiments, justifiés tous les deux, Freud va développer cette notion d'ambivalence qui mêle deux temps, un temps d'amour et un temps de haine, le premier temps étant supprimé par le se-

cond : cette structure est typique de la névrose de contrainte. 224 a *De tels actes compulsionnels à deux temps, dont le premier est annulé par le second...*

On pourrait croire que le souhait prime, affermi par les tentatives rationalisantes et logiques d'expliquer le deuxième temps (remettre la pierre ou la branche)[5], mais il y a conflit entre deux motions opposées (amour/haine) d'une grandeur égale avec un passage continuel de l'une à l'autre, *qui vont trouver à se satisfaire l'une après l'autre.* Dans l'hystérie, un compromis fait droit aux deux opposés *en même temps.*

Dans un autre exemple de cette ambivalence de haine et d'amour, on reconnaît la présence du souhait avec ses deux faces : le Balaam inversé (prophète mésopotamien envoyé pour maudire les Hébreux - les haïr - et qui finit par les bénir - les aimer); voulant dire des prières de protection et d'amour, des mots de haine extériorisant l'intention originelle refoulée apparaissent nécessitant de nouvelles mesures de défense de la part de l'obsessionnel (225 a).

Ce même conflit de la présence du souhait se révèle dans un rêve de transfert : la mère de Freud est morte et pour éviter le rire compulsif et impertinent qu'il a aux enterrements, Ernst L. écrit une lettre, de condoléances croit-il, mais un jeu de lettres manifeste son désir inconscient : pc (condoléances) - l'amour sympathisant - se transforme pendant qu'il écrit en pf (féliciter) - en haine -.

Il ne méconnaît pas l'existence de son ambivalence vis à vis de sa dame mais ne mesure pas son intensité. Cette ambivalence est clairement annoncée dès le moment où cette dame refuse sa proposition de mariage ; malgré un premier refus, il conti-

[5] Freud donne aussi l'exemple du fonctionnaire qui ôte puis remet la branche sur un chemin du parc de Schönbrunn (en note).

nue à aimer/haïr sa dame : quand il croit qu'il va la conquérir, des sentiments de haine s'en mêlent.

225 e Il a aussi des rêveries de vengeance où, bon prince, il sauve sa dame, mariée à quelqu'un d'indélicat. Amour et haine s'expriment sous forme de *fantasie* qui pour Freud est le fantasme — c'est-à-dire un scénario qui se nourrit de l'inconscient, de l'infantile et qui intervient pour créer une petite histoire toute prête que chacun peut employer à tel moment pour répondre à telle situation.

Une pensée prépare des petits scénarios que nous pouvons insérer dans un rêve au moment où nous le voulons ; c'est pourquoi, un rêve peut sembler ramassé et bref alors qu'il raconte une histoire extraordinaire : comme le rêve de X qui dormait profondément lorsque soudain le ciel (de lit) lui tombe sur la tête, comme une guillotine : le temps de se réveiller, il a fait un long rêve sur la révolution française. Cet exemple constitue pour Freud une preuve que ces fantasmes sont présents comme des morceaux de romans tout prêts qu'il suffit de rassembler en une seule histoire.

Pour Ernst, les fantasmes sont prêts à intervenir qui peuvent rendre présent son souhait double d'amour et de haine vis à vis de sa dame : dès qu'il a une pensée amoureuse, *sa résistance se manifestait par le sentiment de ne pas tellement l'aimer, au fond.*

Intervenante : On comprend qu'il n'avait pas beaucoup d'énergie à mettre dans ses études.

On voit toute l'énergie qui est absorbée par ses constructions fantasmatiques qu'il ne connaît pas ; cet homme avait quand même fini ses études de droit.

Intervenant : Ses contraintes, ses hésitations, entre le lieutenant A, le lieutenant B, et puis descendre du train, y rester, c'est vraiment se compliquer la vie ;

C'est l'histoire de l'obsessionnel qui est pris dans cette structure qu'on peut entendre.

Intervenant : Le caractère obsessionnel serait une version atténuée de la névrose obsessionnelle….

Je ne vois pas l'utilité de faire cette distinction : pour la psychanalyse, il s'agit de considérer l'identité de structure qu'on retrouve non seulement chez l'obsessionnel mais chez le normal.

Intervenant : Je ne vois pas bien la différence entre simultanéité et succession des tendances dans l'hystérie et l'obsession.

Ce que dit Freud dans ce texte ci : compromis et simultanéité de deux tendances en un seul acte dans l'hystérie ou les deux tendances qui se suivent dans la névrose de contrainte est une distinction qui me paraît questionnable.

Plus forte que cette distinction est la phrase où Freud dit que l'obsession est un dialecte de l'hystérie ; c'est à partir de l'hystérie qu'il est venu à l'obsession, il s'agit donc de la même structure. Ce qui nous dégage d'une conception qui viserait à diagnostiquer les analysants, ce qui est une démarche allant à l'encontre de l'analyse.

Dans ces premières séances se joue de façon lumineuse et éclairante le début de l'analyse qui est explicitée dans la nouveauté de la découverte.

(3) Séminaire du 10-12-2001

La question est de savoir quelle est la spécificité de la psychanalyse selon Freud. La compréhension de la cure consiste à suivre le travail de la cure qui est parallèle au travail du rêve et qui, suivant les processus primaires, s'applique à des pensées normales et les transforme : en tant qu'elles sont surchargées par l'inconscient, ces pensées subissent des transformations qui les rendent étranges.

Ces processus primaires : déplacement, condensation (des pensées venant de l'infantile viennent investir les pensées actuelles), la présentification (rapportée au désir, au souhait, en tant que il est là présent), l'élaboration secondaire (avec la dimension de défense, de bénéfice secondaire...)

La psychanalyse ne consiste pas à projeter sur un cas des idées qui nous viennent à l'esprit, même si elles paraissent psychanalytiques. Il faut suivre le travail qui est déjà en cours chez l'homme aux rats, et notamment soutenir les questions de ce qu'est la parole, le signifiant, auxquels nous avons affaire dans l'analyse. Réinsister sur Dick, beau jeu de mots mais qui n'est peut-être pas adapté à l'homme aux rats de qui Freud dans son journal dit qu'il n'apprécie pas sa trouvaille.

Méfions-nous quand l'analysant n'apprécie pas l'intervention de l'analyste ; parfois l'analysant dénie l'interprétation dans un premier temps mais apporte du nouveau matériel et finit par reconnaître que c'était cela. Mais pour Dick, c'est le dernier mot du journal, et il n'y a pas de suite pour nous éclairer. J'insiste pour qu'on ne colle pas sur l'homme aux rats des interprétations toutes faites telles un obsessionnel est ceci, agit comme cela. Le matériel n'est pas là pour corroborer nos propres idées.

f) La circonstance occasionnante de la maladie

Krankeit Veranlassung > < *Anlass*

Le i, le suffixe progressif et le *Ver* qui travaillent cet *anlass* donnent *Veranlassung* : la suite des occasions qui font que la maladie se développe. *Anlass* : occasion récente ponctuelle. Le patient a raconté un événement qui est au moins un facteur bien précis, ponctuel. S'il y a une occasion récente, ponctuelle, on peut soupçonner qu'on va devoir revenir sur l'histoire des occasions et sur la manière dont cette circonstance s'inscrit dans la vie de l'analysant. Ce facteur occasionnant, l'homme aux rats ne l'avait pas oublié mais ne comprenait pas qu'il avait avancé quelque chose de significatif.

Deutung, même racine *Bedeutung* : « l'interprétation » des rêves impliquant le travail du rêve, toute la structure des processus primaires ; « signification », qui est de l'ordre d'un travail et susceptible d'interprétation.

§ **2** 226 c Ce paragraphe concerne le refoulement et va nous permettre de bien resituer l'ensemble du cas. La différence entre hystérie et obsession c'est que, dans l'obsession, des facteurs infantiles sont ramenés par l'*Anlass* (« occasion »). Dans les *Etudes sur l'hystérie,* on reste dans les occasions récentes. Freud ne développe pas du tout les facteurs infantiles : l'amnésie porte autant sur les occasions que sur les expériences infantiles ; avec quelques exceptions à cette règle… : Elisabeth n'a pas oublié ses sentiments pour son beau-frère lors de la maladie de sa sœur mais elle a oublié l'histoire amoureuse qu'elle aurait désiré construire. Dans l'hystérie, *là où un oubli complet est impossible, l'amnésie entame néanmoins les souvenirs récents, ou les dépouille de ses composantes les plus significatives.* Dans l'obsession, un fait est simplement retenu mais dépouillé de sa signification et de tout ce processus interprétatif qui pourrait le faire rentrer dans la vie du sujet.

Signification, significatif, traduisent quelque chose du radical *Deutung,* de *Traumdeutung,* le modèle d'interprétation de Freud et quand il parle de significativité, on peut y entendre tout l'affectif que cela comporte. Ni Elisabeth, ni Ernst, l'un aussi bien que l'autre, ne se rendent compte de la significativité de ce qu'ils racontent. Ces occasions qui sont relativement récentes sont soit oubliées totalement, soit entamées par l'oubli, soit privées de leur signification ; si on a l'un des trois, ça peut être une hystérie ; dans les cas de « *privés de signification* », on peut dire que c'est typique de l'obsession : l'obsession est un dialecte de l'hystérie dans le rapport à l'événement récent : l'obsessionnel ne l'oublie pas.

On a deux types de refoulements, ce qui est typique de l'obsessionnel : amnésie des facteurs infantiles mais souvenir de l'événement récent ; ce souvenir est désinvesti de l'affect, qui est déplacé.

226 On sépare les deux représentants de la pulsion que sont la représentation et l'affect. Le premier type de refoulement envoie la représentation dans l'inconscient et un deuxième type de refoulement envoie la représentation dans le préconscient ; dans les deux cas, il y a séparation de l'affect qui se manifeste par le manque de signification du souvenir pour celui qui l'a vécu.

Représentation : Inconscient (1)	L'affect peut être
Préconscient (2)	Déplacé Transformé (conversion) Transformé en angoisse

Les deux refoulements ne s'opposent pas entre hystérie et obsession mais sont à distinguer chez l'obsessionnel. L'obsessionnel refoule les souvenirs infantiles et les occasions récentes au moyen d'autres mécanismes que ceux employés par l'hystérique ; l'obsessionnel emploie des mécanismes dans lesquels l'affect est écarté de la représentation (isolation, annulation rétroactive, déplacement) : la représentation est encore consciente mais n'a plus d'effectivité puisqu'on ne sait plus quelle est la significativité de ce souvenir.

En note : Deux manières différentes de savoir et de connaître sont illustrées par les garçons de café qui connaissaient très bien Schopenhauer comme client mais ignoraient la signification de Schopenhauer comme philosophe.

§ **3** Les circonstances occasionnantes ne sont pas toujours reliées à l'histoire infantile.

227 b Le premier analysant obsessionnel de Freud dont la cure s'est terminée rapidement : il s'agit d'un fonctionnaire très scrupuleux : il repasse ses billets de banque pour éliminer les microbes (c'est aussi celui de la branche de Schönbrunn) ; célibataire, en réponse à une question de Freud, il explique ses pratiques sexuelles dans lesquelles il s'arrange pour tripoter des jeunes filles ; Freud lui demande s'il n'a pas peur *de leur nuire en les touchant avec ses mains sales ?* Fâché, le patient n'est plus revenu. Il déplace les scrupules — qu'il avait raison d'avoir lorsqu'il abusait des jeunes filles qu'on lui confiait — sur les microbes des billets de banque. Ces pratiques avec des jeunes filles étaient la cause occasionnante de la maladie.

Freud a compris pourquoi l'analyse s'est arrêtée par le départ du patient : il a foncé droit dans la résistance[6] en tombant sur l'occasion ; cette occasion est soumise au refoulement : le patient n'avait pas mis en rapport ses pratiques dont il était conscient avec ses scrupules et avec son histoire.

Ce premier type de refoulement se joue entre le conscient et le préconscient, le conscient qui permettrait de mettre ces pratiques en relation avec son histoire ; le second type de refoulement qui est plus archaïque se joue entre le conscient et l'inconscient. A ces deux refoulements correspondent deux censures[7] : l'une entre conscient / inconscient liée aux facteurs infantiles et l'autre entre conscient / préconscient, avec le souvenir détaché de l'affect, qui peut être tout aussi ravageant et dont il faut tout autant tenir compte dans le traitement. Freud a fon-

[6] On retrouve ce principe selon lequel il ne s'agit pas de forcer les résistances mais de les suivre.

[7] Voir la fin du dernier chapitre de la *Traumdeutung*.

cé directement dans la résistance, dans la défense avec la conséquence que la relation avec le patient a été cassée.

§ 4 228 b *la circonstance occasionnante, la cause occasionnelle de la névrose* chez l'homme aux rats.

Elle ne pourra être abordée que sur la base de l'histoire infantile et même de l'histoire avant sa naissance. Son père avait eu à choisir entre une jeune fille pauvre qu'il aimait et une jeune fille riche qu'il a épousée ; l'histoire de la névrose de l'homme aux rats est déterminée avant même qu'il ne soit conçu : vous voyez l'importance du cadre symbolique dans l'histoire de la névrose.

Après avoir indiqué la perspective, venons-en à la circonstance occasionnante : sa mère lui propose une jeune fille riche à épouser quand il aura terminé ses études : un conflit s'installe chez l'homme aux rats entre cette possibilité et sa dame. Ce conflit en ranima un autre qui s'était joué entre son amour pour sa dame et la volonté paternelle ; avant le mort de son père, Ernst était déjà amoureux de sa dame (une cousine) et le père voyant le peu d'ardeur de la dame *avait déconseillé à Ernst de trop s'engager, lui avait dit qu'il faisait une bêtise.*

Cette condensation réunit deux choses : la conflit entre le père et la mère et la proposition par la mère d'un beau parti dans sa famille d'adoption, en plus d'une situation. Le père et la mère de l'homme aux rats étaient aussi des cousins ; la mère ayant été adoptée par la famille Speranski avait un avantage financier certain ; le projet de l'homme aux rats d'épouser sa cousine entraînerait un perte financière certaine par rapport au beau parti financier du côté des mêmes Speranski. C'est en tombant malade durant ses études qui dès lors n'en finissent pas qu'il se place hors de son conflit : il n'a plus à choisir d'épouser le riche parti qui lui était proposé... sous condition de la fin de ses études.

Le passage à propos de l'interdit du père a été mal interprété par Lacan qui dit que Freud a vu un interdit du père alors que c'était impossible, le père étant mort. Lacan condense la proposition de la mère avec l'avis du père, donné avant sa mort ; mais son intervention est juste (même erronée) puisqu'elle correspond à la dynamique propre de la parole de l'analysant. L'homme aux rats n'est d'abord pas d'accord avec l'importance de ce mariage d'argent — le non accord d'un analysant avec une intervention de l'analyste ne veut pas dire qu'il a tort — mais Ernst va donner un fantasme de transfert qui va prouver que l'interprétation de Freud était juste lorsqu'il remet cette scène de la proposition de la mère en rapport avec la signification de son histoire.

Il imagine que Freud est riche et souhaite le voir épouser sa fille : c'est donc un répétition du scénario proposé par la mère. Ernst développe à la suite de cela une série de résistances, de rêves avec injures et Freud y entend des analogies avec l'interprétation qu'il a donnée de la cause occasionnelle. Freud a remis cette scène de la proposition de la mère avec la signification de l'histoire de l'homme aux rats ; celui-ci n'accepte pas et il résiste mais il donne la preuve que l'interprétation de Freud est correcte 229 c *dans un rêve de cette période du traitement : il voit ma fille devant lui mais elle a deux morceaux de crotte à la place des yeux. Pour ceux qui connaissent le langage des rêves, il épouse ma fille, non pas pour ses beaux yeux, mais pour son argent.*

Lacan va dire, et vous voyez ici une de ses réinterprétations à l'œuvre, *que le vrai visage de la fille de Freud le regarde de ses yeux de bitume,* (ce qui est une image de la mort). Lacan en fait ce qu'il veut, c'est le principe du signifiant ; évidemment, c'est un signifiant de Lacan pour son propre propos et ne colle pas nécessairement à l'histoire de l'homme aux rats. On pourrait alléguer que ce rêve est interprété ici par Freud selon la langue des symboles ; mais dans le *Journal*[8], il y a deux associations : Clara (le beau parti) a des yeux particulièrement beaux et les premiers jours où Ernst a vu cette Clara, il a dépensé beaucoup d'argent pour la sortir et sa mère lui a reproché d'avoir doublé ses dépenses ; l'interprétation de Freud n'est pas tellement « langue des symboles » mais plutôt un « raccourci » pour le sens duquel l'homme aux rats a donné des éléments.

g) Le complexe paternel et la solution de l'obsession aux rats

Deux parties : (1) dans la première, nous remontons jusqu'à la scène infantile qui était dans une amnésie totale ; c'est un refoulement de type 1 ; (2) dans un second temps, nous passons à la représentation des rats, à son explication d'abord dans un sens de matériel associatif au sens anal en général ; puis repris dans un deuxième temps en fonction des associations libres spécifiques de l'homme aux rats — ce qui sera le plus efficace.

(1) RETOUR A LA SCENE INFANTILE

§ 1 L'homme aux rats à la fois s'identifie à son père et est en conflit avec lui ; c'est un conflit morbide entre la volonté de son père et ses sentiments amoureux qui remonte vraisemblablement à sa petite enfance.

§ 2 Le père de Ernst était, dit Freud, un homme remarquable mais rude, colérique et vulgaire, qui, pourtant fait de l'humour avec ses enfants au sujet de ses défauts ; Ernst et lui sont les meilleurs amis

[8] *L'homme aux rats, Journal d'une analyse* paru aux PUF en 1974.

du monde excepté sur un point ; Freud soupçonne quelque chose côté sexualité : lors de son premier coït, l'homme aux rats a l'idée que 230 c *pour éprouver cela, on serait capable d'assassiner son père !* Voilà un écho et une explication de ses obsessions infantiles. Freud cherche à présent le souvenir infantile.

§ 3 Un développement sur la masturbation avec la reprise du thème de la culpabilité, en rappelant le dire de Freud : l'analysant a toujours raison sur l'affect mais le rattache à une autre représentation que l'originelle par un déplacement. La masturbation de la puberté serait la cause de cette culpabilité, croient les patients même à l'encontre des médecins. L'affect est déplacé : on peut relier cette culpabilité à la masturbation *infantile* parce qu'elle est liée à la constitution sexuelle de l'enfant dans laquelle on cherche l'étiologie des névroses ultérieures : la névrose est dans la sexualité en train de se constituer à une époque infantile avec tous les fantasmes qui jouent. L'intérêt de la masturbation infantile n'est pas d'être une unité clinique mais est à comprendre comme liée à la constitution du sexuel. Par ce déplacement sur la masturbation infantile, *les névrosés accusent leur propre sexualité infantile et ils ont tout à fait raison.*

Freud insiste sur la significativité, la *Bedeutung*, le mouvement propre au processus primaire, la significativité pathogène de la vie sexuelle qui s'exprime dans l'onanisme et dans les fantasmes qui l'accompagnent : 231 d *ces sujet ne peuvent réaliser sans inhibitions ou formations substitutives la répression et la sublimation de leurs composantes sexuelles.*

§ 5 Ernst n'a pas eu de masturbation pubertaire, mais il a eu des épisodes après la mort du père ; il raconte deux épisodes dans des circonstances particulières : en entendant un postillon jouer du cor de façon magnifique jusqu'à ce qu'un policier vienne l'interdire en invoquant le règlement ; en lisant comment Goethe se libéra d'une malédiction d'une femme jalouse.

§ **6** Freud n'est pas étonné de ces compulsions : *je lui fis remarquer le trait commun : le fait d'agir contre un interdit.*

§ **7** S'ajoute un comportement singulier : à l'époque où il étudiait la nuit (à l'heure de la mort de son père) il ouvre la porte de son appartement et contemple son pénis dans le miroir ; il a un double but, un but ambivalent : montrer à son père qu'il étudie ce qui lui aurait fait plaisir et une attitude de défi envers son père comme interdicteur de la sexualité : *le malade exprimait par un seul acte compulsionnel les deux faces de son sentiment à l'endroit de son père.*

§ **8** Freud risque une interprétation : *à 6 ans*[9] *il avait dû commettre un méfait d'ordre sexuel lié à la masturbation pour lequel il aurait été sévèrement châtié, ce qui aurait entraîné une rancune ineffaçable envers le père.* Le père est le perturbateur de la jouissance sexuelle infantile. L'homme aux rats répond par un souvenir antérieur qu'on lui a raconté : une colère datée entre ses 3 et 4 ans en révolte à une correction administrée par son père : le petit l'a injurié : toi, lampe ! toi serviette !

Selon Lacan, on peut voir la naissance du signifiant en jeu : tout est utilisé pour un autre emploi ; l'injure devient le prototype du signifiant, du dialogue ; le plus profond du dialogue est plutôt l'injure que l'accord. A l'interprétation de Freud — qui est une construction, l'homme aux rats raconte sa colère de petit enfant ; c'est une affaire de signifiant qui n'est pas magique mais qui s'inscrit dans une temporalité et dans la recherche par Freud de mise en

---

[9] A cause de l'amnésie qui a duré jusque 6 ans

histoire d'une cause infantile (l'hypothèse qu'il y a eu quelque chose à 6 ans). Ce signifiant a de l'efficacité puisque après cette scène le père va changer vis à vis de son fils : *après avoir proféré que « ce petit deviendra un grand homme ou un grand criminel »* (il n'est pas devenu un grand homme à cause de la névrose), le père n'a plus jamais rossé son fils ; le petit aussi a changé de caractère : *Devant l'angoisse face à l'intensité de sa fureur, il est devenu lâche.* Dans cette création de signifiants apparaît pour l'homme aux rats la lâcheté qu'il va toujours se reprocher. Et il voudra montrer qu'il peut endurer des épreuves (notamment face au capitaine cruel) pour prouver qu'il n'est pas lâche alors qu'à partir de l'effet tellement intense de ces signifiants, il l'est devenu.

§ 9 Si Lacan y voit du signifiant, Freud cherche la chose sexuelle et veut connaître la cause de cette correction et de la révolte du petit ; il aurait peut-être mordu la bonne d'enfant répond la mère interrogée par Ernst à la requête de Freud. Vous voyez que Freud ne construit pas l'histoire ; il ne projette pas mais va donner une très longue note sur l'événement sexuel infantile :

note (2) L'événement : en allemand ce n'est pas l'événement qui est éventuellement vécu mais l'événement en tant qu'il est raconté, rapporté par le patient ; c'est la notion de traumatisme qui est en jeu.

Trois moments dans la façon dont apparaissent les traumatismes :

1) ils s'annoncent comme des ombres dans les rêves ; les rêves donnent à penser qu'il y a eu un traumatisme ; 2) ils deviennent si nets qu'on peut presque les voir ; 3), ils se dérobent à une clarification définitive ; 233 e *et on ne peut plus arriver à décider si une pareille scène a vraiment eu lieu.*

Je ne pense pas que ce soit le cas de Freud qui a poussé l'interprétation assez loin. On ne peut interpréter une scène comme traumatisme que si on découvre plusieurs versions d'une telle scène ; c'est la même chose que les réminiscences du traumatisme chez l'hystérique : il n'y a pas qu'une seule réminiscence, il y a plusieurs versions du traumatisme. Ce faisant, on suit le mécanisme même de ces souvenirs d'enfance, qui ne sont pas établis en une fois mais qui le sont le plus souvent à la puberté, avec des remaniements (compliqués), comme les légendes d'un peuple concernant son origine se font et se font encore en racontant et en racontant de nouveau ce qui s'est déjà raconté.

Il y a un différence radicale entre le souvenir d'enfance établi à la puberté (souvenir officiel tel qu'il est su) et ce qui s'est réellement passé et peut être réactualisé autrement ; ce qui doit être réactualisé dans l'analyse n'est pas simplement la mise en scène du souvenir, c'est la réactualisation de toute la constitution même du souvenir dans son histoire et tous ses remaniements.

Comment se fait ce remaniement qui va constituer le souvenir — le souvenir n'étant pas la reproduction de l'événement ? Après la découverte du narcissisme en 1914, Freud donne un modèle selon lequel le remaniement serait une tentative d'élever l'activité auto-érotique, le narcissisme, à l'amour d'objet (c'est-à-dire à l'amour d'une autre personne), ce qui explique qu'il y a dans le souvenir une surabondance de séduction et d'attentats sexuels. Cela ne donne pas d'information sur le fait que ces attentats se sont passés ou ne se sont pas passés puisque l'enfant ou l'ado dans tous ses remaniements va essayer d'élever ses fantasmes infantiles à la valeur d'une organisation sexuelle ultérieure. De plus, celui qui se raconte des histoires va sexualiser ses souvenirs par le fait même qu'il fantasme sur ceux-ci. Il ne faut pas minimiser la sexualité infantile (voir l'importance de la sexualité infan-

conte à Freud. Avec *abér,* cette défense acquiert une certaine efficacité, une présence certaine (processus primaire de présentification).

Aber est un premier « signifiant », pas encore un signifiant ; il faut qu'il se transforme en abér, S2 pour devenir S1 ; devenant abér, S2, il n'est plus employé pour simplement dire mais ; dans ce S2, il y a un savoir beaucoup plus riche : la relation avec Freud, les problèmes avec son père, l'interdit du père, l'aspect militaire de son père et de lui-même. La définition d'un signifiant : mot quelconque qui est employé pour autre chose (S2) que ce pourquoi il est fait. Ceci se joue sur un petit accent qui déplace toute la problématique. Autre exemple : Amen (S1) qui clôture la prière devient *glejisamen* (S2) où il mêle sa semence (*samen*) avec l'anagramme du nom de sa dame (*Gisela*) : ce que Freud interprète comme masturbation avec sa dame en représentation.

Voilà deux beaux exemples de naissance d'un signifiant ; un mot seul n'est pas un signifiant, il faut qu'il y ait cette déformation du mot qui mène à une autre signification. De même le père, l'Œdipe, la castration ne sont signifiants que s'ils sont employés par l'analysant pour en faire quelque chose de personnel : une dérivation d'un terme du vocabulaire vers autre chose.

§ 7 Cette déformation (*ent/stellung*) — qui est dans la technique des rêves en tant qu'elle définit le signifiant — indique bien que les formations suivent les mêmes processus que le travail du rêve. Avec en plus l'omission, l'ellipse ; lorsque cela arrive dans le rêve, Freud complète ce qui n'est pas dit : par exemple dans le rêve du père mort, l'analysant rêve que son père est mort mais qu'il ne le savait pas ; cela a l'air absurde mais Freud complète l'omission : le père ne savait pas qu'il était mort *selon le vœu du rêveur.*

§ **8** « Si j'épouse la dame, il arrivera malheur à mon père » : idée de contrainte : ellipse expliquée par Freud. « *Si mon père vivait …je lui souhaiterais du mal, mal qui, en vertu de la toute puissance de mes souhaits, ne manquerait pas de se produire.* » 246 e

§ **9** 247 e A partir de la déformation (mécanisme du rêve) Freud s'oppose à Théodore Lipps qui base sa philosophie sur la psychologie : tout part de l'inconscient et peut devenir conscient. L'inconscient de Freud n'est pas celui des philosophes ; c'est le préconscient qui peut devenir conscient. L'inconscient est cette force qui anime en acte (en acte de formation et de transformation) ces pensées bien particulières que sont les pensées morbides ; on ne connaît pas l'inconscient ; on peut suivre les pensées morbides, ces processus primaires mélangés à des pensées secondaires (normales). On suppose une force invisible et intouchable à la source de ces processus. C'est l'inconscient dynamique par opposition à l'inconscient topique et à l'inconscient économique.

Il ne faut pas accentuer la définition des caractéristiques et des symptômes de l'obsessionnel mais insister sur leur formation dynamique à partir de cet inconscient qui nous échappe totalement.

Quelques particularités psychologiques des obsédés ; leur attitude envers la réalité, la superstition et la mort

Ces trois particularités psychiques sont enchaînées les unes aux autres :

la superstition

L'obsessionnel est superstitieux mais sans y croire vraiment ; il ne s'agit pas de la superstition populaire. Freud explique la superstition de l'obsessionnel par le fait qu'il a deux convictions semblables et opposées entre lesquelles il oscille : il ôte le pierre de la route (amour), pierre qui pourrait causer un tort à la bien-aimée ; il remet la pierre (haine) mais justifie : ce n'est pas un tort pour la bien-aimée. Ce balancement, soit le tort éventuel soit l'absence de tort, est en même temps une oscillation entre l'amour et la haine, amour et haine de la bien-aimée, sa haine travaillant vigoureusement en dessous de la rationalisation, de la défense secondaire. La haine refoulée est un processus primaire ; la rationalisation, un processus secondaire.

Il y a aussi un côté de superstition : le caillou ferait culbuter le voiture de la dame ; mais en même temps, l'homme aux rats avait une position de recul par rapport à sa crédulité dont il souriait. L'architecture de l'obsessionnel est très complexe : il prend une double position : à la fois, il est pris dans son mécanisme de superstition et il a une position de recul ; il joue directement sur une scène et en même temps, il est spectateur et peut jouir du spectacle qu'il a lui-même animé : il a une double place.

Freud lui montre la part qu'il a constamment prise dans la fabrication des « miracles » relatés dans ce paragraphe. Cette structure de superstition s'explique par le type de refoulement qui fait que la représentation préconsciente est coupée d'un affect. C'est le type de refoulement entre le conscient et le préconscient, concernant la circonstance occasionnelle. En fonction de ce deuxième type de refoulement, il existe une force d'investissement subsistant dans ces relations refoulées : la haine pour la dame de ses pensées est rejetée et même projetée à l'extérieur de telle sorte qu'il semble qu'il n'ait plus rien à en faire. Alors, vient la superstition : la dame va buter contre la pierre. Voir aussi l'exemple de Ella 246 e.

Le mécanisme de contrainte qui entraîne la superstition fonctionne à partir de l'ambivalence amour/ haine.

le rapport à la réalité est dominé par l'incertitude et le doute :

250 c : Les obsessionnels cherchent à éviter une certitude et à se maintenir dans le doute. D'où leur aversion contre les montres ; ils ont *des trucs inconscients pour rendre inopérants les instruments excluant le doute et ils évitent habilement les renseignements pouvant les aider à prendre une décision.* L'obsessionnel applique sa pensée à des sujet incertains pour tous les hommes : la paternité, la durée de la vie, la survie après la mort.

La toute puissance des pensées est un trait particulier du rapport à la réalité mais aussi un trait superstitieux : est-ce un délire au sens psychotique ? non, c'est le mécanisme pur de la névrose de contrainte. Deux exemples de toute puissance concernant 251 e : une demoiselle esseulée qu'il repousse et qui se suicide et un vieil homme dont il souhaite la mort et qui meurt effectivement ; dans les deux cas, il s'agit de mort : la toute puissance de la pensée est celle de ses sentiments hostiles refoulés.

la mort

Ernst, surnommé l'oiseau charognard dans sa famille, est très chaleureux aux enterrements ; il assassine même les gens en pensée pour pouvoir leur exprimer sa sympathie. Depuis sa petite enfance, en de nombreuses occasions de sa vie, notamment liées à sa vie amoureuse, il s'est préoccupé de la mort et particulièrement de celle de son père. 252 d

La mort s'est souvent manifestée dans la vie de l'homme aux rats ; mais d'autres personnes souffrant de contraintes se comportent semblablement par rapport à la mort, ceci hors contingences. Un des traits essentiels, c'est d'être incapable de se décider dans les choses de l'amour puisqu'il y a la haine qui est toujours présente. 253 b *Leur modèle est le tribunal impérial allemand dont les procès se terminaient en général, avant le jugement, par la mort des parties.*

L'homme aux rats est dans une telle ambivalence entre l'amour et la haine que ni l'amour ni la haine ne peut prendre le dessus ; il ne lui reste qu'à attendre la mort. Peut-être, en même temps que du réconfort, attendait-il la mort de son ami Guttman qu'il voyait supérieur à lui. Il attend la mort de Freud qui le gêne par ce qu'il lui fait découvrir mais en même temps ce serait la pire des choses pour lui. Tuer l'autre, mais en tuant l'autre peut-être me tuerais-je moi-même. Les obsessionnels sont à l'affût de la mort d'une personne marquante pour eux, comme un mari attend la mort de son épouse pour pouvoir d'en séparer mais en même temps cette mort serait une catastrophe.

La vie pulsionnelle et la dérivation de la contrainte et du doute

§ 1 La dérivation de la contrainte et du doute est-elle une manifestation de la vie pulsionnelle ? On ne devient pas obsessionnel parce qu'on a une constitution sadique anale mais on le devient en fonction de la dérivation de la contrainte et du doute c'est-à-dire en fonction du travail du rêve ; la façon correcte de travailler est de repérer ce travail des processus primaires tel qu'il est en jeu dans le rêve ; il faut retourner aux occasions — le dilemme du mariage proposé par la mère — mais ces occasions ne prennent corps que parce qu'il y a une influence du père au sujet du mariage et antérieurement dès la scène des injures à 3 ans. Depuis la scène des injures, il y a névrose à cause du refoulement de la haine infantile contre son père mais la névrose n'éclot que lors de la présentation d'une prétendante riche en opposition à la dame de ses pensées.

§ **2** Il y a dans la dérivation de la contrainte et du doute une opposition entre amour conscient et haine un peu dans le conscient mais surtout dans le préconscient pour sa dame et la haine pour le père (dans l'inconscient) qui remonte à la petite enfance.

On a une double opposition dans la dérivation : une opposition entre le père infantile et la dame à 20 ans venant sans doute d'un premier choix d'objet entre un homme et une femme : quand on pose aux enfants la question : qui préfères-tu, Papa ou Maman ? Normalement, cette opposition perd son caractère intransigeant, une marge se crée pour satisfaire les exigences inégales des deux parties. Ce conflit ici reste inexorable.

§ **3** Une deuxième opposition entre amour et haine, amour pour sa dame et haine pour le père : au début de l'état amoureux, l'opposition amour / haine est courante ; si l'amour n'est pas satisfait, reste la haine. Soit l'un, soit l'autre gagne ; mais ici, la coexistence de l'amour et de la haine persiste pour la même personne. *Quelle est la condition particulière pour que cet amour intense coexiste avec une haine intense ? La haine est refoulée dans l'inconscient où elle se conserve et même s'accroît ; l'amour est intense pour maintenir son contraire dans l'inconscient ; mais pour que ce type de refoulement se produise, il faut que cette séparation entre les contraires arrive de façon très précoce* 255 a.

§ **4** On pourrait dire que l'obsession tient à l'ambivalence entre amour et haine 255 b. Le choix de la névrose est-il dû à la vie pulsionnelle ? la dérivation de la contrainte et du doute dépend-elle de la vie pulsionnelle ou non ? *On est tenté de ramener ce* *choix de la névrose à la vie pulsionnelle mais on a assez de raisons d'échapper à cette tentation parce que toutes les névroses ont les mêmes pulsions réprimées comme vecteur de symptômes.* L'obsession n'est pas due à la pulsion sadique qui aurait été réprimée radicalement (comme disent beaucoup de psychanalystes… freudiens) et il y a un côté anal dans toutes les névroses.

Freud est prudent ; la névrose s'explique par la scène d'injures ; tout devient compréhensible par ce seul est unique facteur : l'éclosion d'un amour et d'une haine intenses qui coexistent. Il ne s'agit pas de la composante sadique de la vie pulsionnelle mais d'une occasion où la haine a été refoulée.

256 a *Toutes les actions d'un amoureux sont sous la houlette de sa passion, tout va être coloré de cette ambivalence ; puis le sexuel de l'homme diffuse partout et enfin l'obsessionnel déplace les représentations dans son environnement.* Freud concède le caractère sadique de l'obsessionnel mais concentre ses observations sur l'ambivalence. L'amour n'est pas la tendresse et le sadisme n'est pas la haine. Lors du premier choix d'objet, la haine prédomine sur l'amour : l'amour est premier et se porte sur le moi. Tout ce qui n'est pas le moi est rejeté et haï. Le moi est d'abord aimé et l'objet, en tant que rejeté de moi, est d'abord haï.

La haine n'est pas le sadisme. Cette notion est présente dans le terme de pulsion que Freud indique ici et qui sera étudié six ans plus tard dans *Pulsions et destin des pulsions,* 1er texte métapsychologique. La pulsion ne peut pas être observée comme telle ; il s'agit d'une source d'excitation intérieure à l'individu dont il impossible de se débarrasser par la fuite ; la pulsion est liée au somatique — la source est corporelle — et pour cette raison demande un travail au psychisme ; la pulsion a une poussée qui est une demande d'être travaillée. Le but est de se dégager de l'excitation ; sa satisfaction n'est que modulable et relative (toujours renaissante) ;

l'objet : elle emploiera n'importe quel objet extérieur.

Combien y a-t-il de pulsions ? En 1915, il y a deux sortes de pulsions : celles d'auto conservation du moi et les pulsions sexuelles, les deux groupes de pulsions qui sont en jeu dans les névroses de défense ; il y a opposition entre les pulsions sexuelles et les pulsions du moi ; on le voit lors de la scène de trois ans (la formation de la névrose) le moment sexuel (on peut en faire l'hypothèse) de mordre est en opposition au fait d'être aimé par le père et par la mère qui châtient. Dans l'occasion, lors de l'éclosion de la névrose : il y a opposition entre désir sexuel et mariage qui pourrait assurer une autoconservation facile.

Intervenant : L'obsession est dite difficilement curable, or, l'homme aux rats a été soigné en 11 mois.

Freud dit lui-même qu'il a soigné mais que l'analyse n'est pas terminée, il n'a pas été au bout de la cure ; est-ce que l'histoire de l'homme aux rats après la cure témoigne d'une guérison ? On sait peu de choses sur ce qu'il est devenu : il a épousé sa dame, est parti à la guerre et a été tué après 4 jours. Le symptôme de l'obsession des rats est guéri ; mais ce n'est pas extraordinaire qu'une telle obsession disparaisse.

Intervenant : Peut-on aider les obsessionnels ? malgré leurs pensées envahissantes et compulsives...

On peut plus qu'aider les obsessionnels ; ce n'est ni facile ni rapide, mais je ne peux pas dire que l'obsession ne soit pas guérissable.

Freud a fait un travail qui est tout à fait circonscrit : on voit ce qu'il a fait, comment il l'a fait, comment fonctionne un mécanisme névrotique.

Intervenant : C'est un modèle, la manière dont Freud écoute et fait attention à tout ce que dit l'homme aux rats, même lorsque cela semblait absurde.

Ce qui nous aide aussi à voir la psychanalyse dans sa vraie perspective : la psychanalyse est souvent prise dans des perspectives qui n'ont rien à voir avec elle : c'est très long, donc sûrement très efficace.

L'analyste ne doit pas être purement passif. Freud intervient en sachant ce qu'il fait : telle ou telle raison. Si l'analyste a des conceptions basée sur le côté anal pour l'obsessionnel, tout ce qu'il pourra dire, c'est : « Bien sûr, l'obsession a un côté anal et, mon pauvre ami, je vois que vous êtes anal », l'analyse n'ira pas loin et la névrose ne sera pas améliorable.

Freud repère un autre mécanisme, celui de la formation continuelle qui est toujours en jeu ; c'est là ce qu'il faut saisir ; il ne faut pas se baser sur des phrases telles que : l'obsessionnel est un homosexuel ou un anal, tout cela n'est pas même du ressort de l'analyse mais si vous saisissez le mécanisme propre de l'analyse, le mécanisme propre des processus primaires et du travail du rêve, vous aurez une idée de ce qui se passe et vous pourrez aider à mobiliser ce qui est déjà en train d'être mobilisé.

A ce niveau-là, on ne peut pas dire que la névrose obsessionnelle est inguérissable ; mais qu'est-ce que la guérison ? Est-ce rendre l'obsessionnel conforme à la société ? à la société militaire ? L'homme aux rats avait un meilleur avenir que dans le domaine militaire. Le terme guérison est très suspect : ce ne doit pas être une normalisation. On peut espérer que l'obsessionnel gardera ses qualités avec une analyse.

Intervenant : Les doutes de l'obsessionnel sont-ils toujours rattachés à la sexualité infantile ?

Freud répond très clairement : les doutes de l'obsessionnel sont toujours sexuels mais ce n'est pas évident. Cette sexualité doit être comprise comme on le voit dans ce texte-ci : la vie pulsionnelle et la dérivation — sexuel ? amour — haine ? sadisme. Cette différentiation va revenir dans le texte sur les pulsions : les destins centrés sur les pulsions partielles, comme le sadisme, qu'on rencontre chez l'homme aux rats qui a ce côté sadique dans ses variations : se tourmenter soi-même et tourmenter l'autre ; mais, ceci existe chez tout le monde. Chez l'homme aux rats, on voit d'autres pulsions qui sont aussi chargées comme celle de regarder : regarder (les bonnes nues), être regardé (par son père), se regarder (dans le miroir). Ceci est peut-être plus important que le sadisme.

Freud termine l'article en citant deux sortes de régression dans ce conflit amour/haine : la régression de l'agir à la pensée et la régression de la libido d'objet à la libido auto-érotique. Freud analyse la pensée à travers les processus primaires et secondaires et l'envisage aussi comme une dérivation de la pulsion de regarder : regarder savoir voir penser. Normalement, « penser » fonctionne à toute petite énergie mais chez l'obsessionnel, « penser » fonctionne à très grande énergie ; un obsessionnel est un penseur ; il ne faut pas trop le guérir, le normaliser, le faire rentrer dans les normes de la société.

Intervenant : Y a-t-il une relation névrose / intelligence ?

Il n'est pas utile de classer les névroses dans le cadre du QI. L'analyse peut débloquer certains mécanismes de pensée ; si, au niveau de ses études, l'homme aux rats semble peu intelligent, c'est qu'il utilise son intelligence autrement. Sa pensée peut être investie de façon peu rentable. Après coup et après analyse, on pourrait imaginer que l'homme aux rats débloque ses pensées ; il serait quelqu'un de particulièrement intelligent. Ne limitons pas l'obsessionnel à un seul registre pulsionnel : l'homme aux rats est anal, sadique, voyeur, exhibitionniste et il est en plus renifleur. Il utilise tous ces registres dans son ambivalence amour/haine avec tout ce que cela comporte de refoulement et plus précisément les deux types de refoulements : celui avec amnésie dans l'enfance et l'autre dans le préconscient.

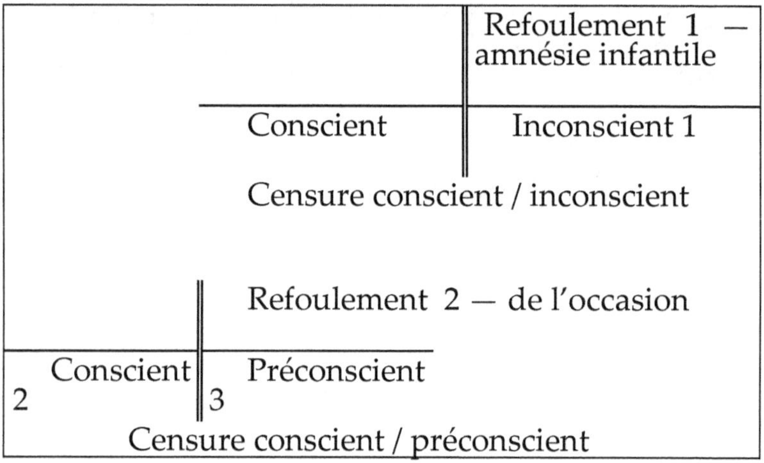

Freud termine par les trois personnalités de l'obsessionnel (ceci est simplifié) :

1. personnalité inconsciente : l'homme aux rats a oublié la haine pour son père,
2. personnalité préconsciente : l'homme aux rats hait sa dame,
3. personnalité consciente : l'homme aime sa dame.

Le travail des textes de Freud nous pousse à travailler de façon plus intéressante et nous mène plus loin que les théories en cours que je pensais vous exposer, ce qui confirme l'utilité de lire Freud et Lacan pour la formation même de quelqu'un qui veut comprendre ce dont il s'agit en psychanalyse.

Table des matières

www.ingramcontent.com/pod-product-compliance
Lightning Source LLC
LaVergne TN
LVHW051111051026
849532LV00004BB/1502

আকাশ বাতাস মুখরিত হোক্ পরমানন্দে।
ময়ুর ময়ুরী পেখম তুলে নাচুক আপন মনে
পাখিরা আবার সগৌরবে মেতে উঠুক কলতানে।

এসো হে বৈশাখ, এসো এসো
এসো হে বৈশাখ, এসো এসো।

নববর্ষের সাদর সম্ভাষণে সুর, লয় হোক্ একাকার
নব জীবনের প্রতিটি মুহুর্ত মঙ্গলময় হোক্ সবাকার।
নব সংকল্পে গড়ে উঠুক স্বপ্নের ইমারত এবার
নব সাজে সজ্জিত হোক্ আগামী দিন গুলি সবার।

এসো হে বৈশাখ, এসো এসো
এসো হে বৈশাখ, এসো এসো।

একলা জীবন

আমার একলা জীবন, খুঁজে চলেছে
ভোরের স্বপনে ভেসে
শুধু তোমায় ভালোবেসে।
আমার দিন গুলো সব হারিয়ে গেছে
অজানা কোন দেশে
শুধু তোমায় ভালোবেসে।
তোমার মিষ্টি হাসি ফুল হয়েছে
আমার বাগানে এসে
ভ্রমর হয়ে ছুঁয়ে বেড়াই
শুধু তোমায় ভালোবেসে।
আমার একলা জীবন খুঁজে চলেছে
ভোরের স্বপনে ভেসে
শুধু তোমায় ভালোবেসে।

আমার অশান্ত মন, তোমায় খুঁজেছে যখন
আমি চাইতাম, পেতে চাইতাম
শুধু তোমার আগমন।
তোমার পায়ের নুপুর, আমার একলা থাকার সুর
কানে বাজতো, আমি ভাবতাম
তুমি কোথায়, কতদূর।
আমার বেসুর গলা, সুর বেঁধেছে
তোমার কাছে এসে
শুধু তোমায় ভালোবেসে।
আমার একলা জীবন পথ চিনেছে
তোমার মেঘে ভেসে
শুধু তোমায় ভালোবেসে।

চাতক পাখির মন, সাজানো ঘরের কোণ